ステージ4のがんを治す!

くまもと免疫統合医療クリニック院長
赤木純児 Akagi Junji

さくら舎

はじめに

臨床医の最高の醍醐味と喜びは、「治らない」「もう打つ手がない」と見放された患者さんを治すことにあります。なぜ治らないのか？　なぜ打つ手がないのか？　臨床医学には、こういう「わからない」がたくさんあります。

その「わからない」に着目して、考え、調べ、工夫し、試し、方法を尽くして、一歩前に進む。半歩であっても前進する。自分から探しに行く積み重ねを、どこまでつづけていけるか。すべてはそこにかかっています。

私は、5年ほど前から熊本県玉名市の玉名地域保健医療センターで、あらゆるがん種の進行がん、末期がんの患者さんの治療を引き受け、この本で報告するような、これまでは考えることができなかった好ましい成果を得てきました。

学会でそれを発表すると、驚きと感動で受けとめる医師もいれば、「なんだ、それ」という無理解の医師もいます。はっきりとシカトする医師もいます。受け入れて、自分の治療方針を再検討しようとする医師は、はたしてどれだけいるのか。残念な気持ちです。

私の臨床医としてのスタートは消化器外科で、手術が好きで、手術したくてしょうがないという外科医でした。胃がん、大腸がんを中心に手術をしていましたが、治るのは半分。もう手術のできない人、再発する人が半数いるのです。

手術後に再発した患者さんには抗がん剤を使っていましたが、ほとんど効かない。だから、再発したら「もう終わりだな」、手術できなかったら「終わった」という感じでした。

完璧に手術が成功したと思ったのに、再発して亡くなってしまう。なぜだ？　これが外科医としての最初の「わからない」でした。

アメリカの国立癌研究所に留学して、約３年間腫瘍免疫を学びました。帰国後、がん患者からリンパ球を採取して増殖させて戻す免疫療法を行ってきましたが、これだけでは、やはり決め手にはなりません。これがその次の「わからない」でした。

本庶佑先生の免疫のブレーキであるＰＤ－１分子の発見があり、その22年後の２０１４年に免疫治療薬オプジーボが発売され、その4年後にはノーベル生理学医学賞を獲得した画期的な研究成果でしたが、このオプジーボが効果を表すのは、施療したがん患者の2、3割に過ぎないのです。また、新しい「わからない」が生まれます。

こうした「わからない」「なぜだ？」を抱えながら、視野を広げて、思いこみなしに、さまざまなことを試してきました。そのひとつの結果が、オプジーボの効果を引き上げ、

6割から7割の患者さんに効く方法です。

私の病院でのステージ4《フォー》のがんに対する治療法は、次のとおりです。

ハイパーサーミアという温熱療法。低用量の化学療法。水素ガスとオプジーボを組み合わせた免疫療法。リンパ球を培養して返す免疫細胞療法。免疫抑制を解除する十全大補湯と血流を改善する桂枝茯苓丸による漢方治療。疲弊したT細胞を活性化する作用が本来の薬効とは別に最近報告されるようになった、メトホルミンという糖尿病薬やベザフィブラートという高脂血症薬などの薬も使います。

試してみてよかったものを、今は、全部入れ込んでいます。これらを患者さんに合わせて組み合わせ、その人のがんに効くものを探します。

がん治療で、患者さんをもっとも悩ませているのは抗がん剤でしょう。医師に「自分ががんにかかったら、抗がん剤治療を受けるか?」と質問すると、ほとんどの医師が「受けない」ことを選びます。

私の採用している効果のある治療法としてあげた「低用量の化学療法」とは、抗がん剤のことです。ほとんどの医師が、自らが抗がん剤治療を受けるのを避けるのに、私が治療に抗がん剤を使うのはなぜか?

それについては、本文でご説明します。60万人以上いるという、医師から見放された

「がん難民」が発生するわけもおわかりになるはずです。

私の行っている治療は、いわゆる統合医療ということになりますが、この言葉はすでに古く、新しい別の言葉が必要だと思っています。「免疫力を復活させ、さらに上げることをベースにした複合免疫医療」ということなのですが、短い適切な言葉が見つかりません。

ステージ4のがん患者さんを上記のようなやり方で治療していても、どうしてもこれらの治療に反応しない患者さんが2割から3割います。なぜなんだ？　これが、今の私を悩ます「わからない」の大きな一つです。この不消化を、いつかなんとかして解消したいと念願しています。

目次　ステージ4のがんを治す！

第1章　ステージ4の症例

第2章　治療と免疫力

「おっ」という手応えを感じた最初のケースは
亡くならんばかりの80歳のおばあさん。
免疫を重点的に活性化させる治療に活路がある。

ハイパーサーミアは、体の内部を温める。
がんは低温が好きで、42度以上になると死ぬ。
温熱療法は、オーブンに入ると思えばよい。

維持共存できるのが免疫の力

オプジーボの1クールは3か月。
免疫の効果が出て、腫瘍マーカーが下がり、腫瘍が小さくなる。
それを持続するのが勝負。

様子を見ながら使っていく
小さい目標を一つずつクリアしていく

まずは水素ガスで免疫を上げる。
水素とオプジーボの相乗効果はすごくよい。
2～3割にしか効かないオプジーボが、6割、7割に上る。

水素はへたった免疫を元気にする!
すべての病院で水素を!
腸内細菌の種類とオプジーボは相関している

第3章 がんの顔

予後のいいがん、悪いがん
なんとかせい！　なんとか！

秩序なく増殖、不死……
がん細胞の持つ
5つのやっかいな特徴。

無目的に増える
不死である
塊の中に栄養を送りこむ血管をつくる
浸潤の能力がある
離れた臓器に転移する
がんと対話してみる

第4章 がんの気持ち

自分を喜ばせ
人を喜ばせ
ついでに、がんも喜ばせる。

笑ったら血糖値が下がった
アイラブミー

128

闘病する自分に
がんから離れたもう一人の自分が
パワーを送り込む。

抗がん剤と闘う元気がほしい
連載小説が未来をつくり出した
がん闘病の輪の外にいるもう一人の自分

135

第5章 ミトコンドリアの力

オプジーボと水素がタッグを組むと
アスリートに水素を

ミトコンドリアが活性化すれば
がんを治し
衰弱すれば未病になる。

ミトコンドリアの免疫機能コントロール
未病の医学

ステージ４のがんを治す！

第1章

ステージ4の症例

癌性胸膜炎を伴うステージ4の肺がん。62歳女性。57歳末期肺がんで来院して通院治療5年半。完全寛解。

救いがたき末期肺がんの生還

咳と息苦しさで病院に行ったところ、「肺に水がたまっていていてうちでは治療できません」といわれ、私のところに来た人です。

肺がん。リンパ節転移があり、癌性胸膜炎で胸水がたまっているのです。ステージ4で、手術どころの流れではありません。

まず水を抜きます。血性胸水がいっぱいたまっていて、真っ赤なそれを見た途端に、「ああ、ちょっと厳しいな」と思いました。2リットル、3リットルと抜きましたが、胸水はまたすぐにたまるのです。

炎症やがんがあると水がたまります。人間の身体は生理的に隙間をゆるさず、何もない空間があると水などで埋めようとします。

治療をはじめると、まず水が消え、約10センチくらいあったがんが、少し小さくなりました。この変化は、かなり短期間に起こりました。

最初の治療は、温熱療法と低用量の抗がん剤と水素ガスの吸引。免疫力を復活させ、がんを小さくするためです。温熱療法は、ハイパーサーミアという医療機器を使います。この治療をつづけて、がんがやや小さくなった状態を維持し、1年が経過してから、オプジーボを使っての療法をはじめました。オプジーボは点滴で入れます。

この人のがんには、オプジーボがよく効き、使うとほぼ同時に、がんが縮まりはじめました。がんの状態は、最初からPET－CTで確認してきています。

PET－CTは、がんが赤く染まるので誰にでもわかります。広範囲に真っ赤に出ていたのが、赤いところがだんだん減ってくるので、いちばんわかりやすい。そうなると治療に意欲が出てきます。

がん治療の理想とは?

オプジーボは、水素ガスの吸引と並行して進めます。水素は毎日吸ったほうがいいのですが、この方は週2回来院しての吸引でよく効果を発揮しました。

オプジーボは、2週に1回の治療を3か月つづけてみて、効果がなければ治療を見直しますが、よく効いたので間隔をあけてそのままつづけています。というのは、免疫を主体とした治療はその臨床効果が見られるようになるまで、通常3か月ほど掛かるからです。

八代から高速を使って週に2回来院して、水素ガス吸引とハイパーサーミアと低用量の抗がん剤、オプジーボは2週間に1回。病状が落ち着いてきた現在では、月に1回来院して、ハイパーサーミアとオプジーボと水素吸引をしています。それで充分維持できています。

一度、自分のがん細胞に対する免疫が成立すると、いろんな治療をしなくてもがんのない状態を維持できるようになります。これが我々の目指すがん治療の理想です。いわば、インフルエンザの予防注射をしてインフルエンザにかかりにくくなった状態と似ています。この方は、ハイパーサーミアと低用量の抗がん剤とオプジーボと水素ガスで自分のがんに対する免疫がしっかりとできたんだと思います。

こうして5年が経過し、現在、がんはほとんどない状態で、いわゆるCRという完全寛解の状態です。

ステージ4の切除不能の膵臓がん。60歳代男性。肝臓転移。共存状態が成立して5年。

がんとの共存状態

膵臓がんは予後が悪く、ステージ4のがんが見つかって、5年生存している人はほとんどおりません。この患者さんは、免疫細胞療法をしてきました。少し小さくなりましたが、膵臓にはまだ腫瘍が残っています。肝臓に転移があって、CTで見ると、ブツブツが残っていて、それにあまり変化が見られない。

ハイパーサーミアと少ない量の抗がん剤も、ずっと使ってきています。免疫細胞療法で免疫力が回復しているのだと考えられますが、この組み合わせで維持できているのです。

月1回のごく軽い抗がん剤治療をつづけているのは、効果を上げているのだろうと考えるからですが、やめるのが怖いということもあります。本人もそうだし、医師の私も同じです。

やめてしまったらどうなるのか？　その途端に、パッとおとなしくしていたがんが起きてくるということもあるのです。副作用もないし、それで維持できているのだったら、とりあえず、間隔をあけながらつづけることにしようか。

本人も月1回くらい来るのは、苦にならないというので、「やりましょう」とつづけています。こうして様子を見ながら5年が経過しました。

日常生活はまったく問題がない。いわゆる共存状態が成立しているというケースです。がんが大きくならないのです。ステージ4の膵臓がんの予後としてはあまり見られなかったもので、チャンピオン症例のひとつです。

チャンピオン症例

チャンピオン症例とは、医学界で使われる言葉です。100例治療して、ほとんど効果がないにもかかわらず、その中の非常によく効いた1例のみを発表する。みんなも「チャンピオン症例だな」と思いながら、その発表を見ています。しかし、お話ししているような例は、私の病院では、特別な症例ではありません。

いま、常時1週間に約50人くらいの方が外来に来ていますが、小康状態と、がんが小さくなっている人が8割から9割です。現在の患者さんで、最初からまったく効果のない人は数えるくらいしかいません。しかし、その効果を示さない、1～2割の患者さん、少数であっても、この人たちをどう救うか、それが私の医師としての今後の研究、苦心のしどころです。

卵巣がんステージ4。30歳代前半女性。腹膜播種。症状が消える。

治療は週1日、暇をもてあます入院

婦人科系のがんの人もたくさん治療しています。

33歳の名古屋から来た女性。ある市民病院で抗がん剤治療を受けていたのですが、効かない。医師に「免疫治療法とかはどうですかね」といったところ、「免疫なんか効かないからダメだ」といわれたそうです。

この人は自分でいろいろ調べて、私の病院を見つけ、反対を押し切ってやってきました。卵巣がんステージ4。腹膜播種というのは、がんがお腹の中に広がっている状態で、肺にも水がたまり転移している可能性がありました。

私の病院では、ほとんどの方は、通院で治療をしています。しかし、この方は名古屋から通うのもたいへんだし、半年ほど入院して治療しました。現在は、元気になって退院し、

いまは月1回1週間だけ私の病院に入院して抗がん剤とオプジーボの治療をして、残りの3週間は名古屋で普通の日常生活を楽しまれています。こういう方が何人かいます。

ここにいる間は、ハイパーサーミアによる温熱療法、低用量の抗がん剤治療、オプジーボ、水素ガスの吸引をします。この方もそうですが、ハイパーサーミアと水素ガスを使うと、一度効かなくなった抗がん剤が再度効くようになります。抗がん剤には長く使っているると効かなくなる、「耐性」という問題があります。ハイパーサーミアと水素ガスにはこの耐性を解除する作用があることが報告されています。また、低用量の抗がん剤も「耐性」をできにくくしている可能性はあると思います。

こういう治療で腫瘍マーカーは低下し、腫瘍も小さくなりましたが、小さくなったとはいえ、がんは残っていますから、依然としてステージ4です。維持できているので、5年とはいわず、寿命まで共存して生きてほしいと思っています。

入院していたといっても、ハイパーサーミアは週に1日だけ、多くても週2回までです。この温熱療法は、それ以上やっても逆に効果はなくなるのです。実質治療は週1日だけですので、だから暇時間は充分にあります。外出は自由で、私の病院は気持ちのいい自然、里山風景に囲まれ、近くにはいい温泉もあります。こんなストレスのない入院生活も、なかなかないかもしれません。

治ったわけではないけれど、維持できています。ステージ4で、抗がん剤が効かなくなって来院した人が、さらに効くようになって長生きしているのです。こういう事実を知ってほしいのです。

名古屋の方は高校生のお子さんがいましたが、次にお話しする方はやはり30歳代の女性で独身です。5年前に来院したときは、卵巣がんステージ4、リンパ節転移バリバリでした。

大分から、お母さんと毎週車で来院して治療。1泊して帰ります。片道3時間ですからなかなかたいへん。温熱療法、水素ガス、抗がん剤がよく効いて、今は大分で治療しています。この方はこだわりの人で、自分で転院先を探してきました。大分はあまり免疫をやっている病院がないのですが、「ここに移りたい」というので、紹介状を書きました。

これがステージ4の治療なのか?!

「ステージ4のがんです」と権威ある大病院の立派な医師にいわれたら、一生分の不安と恐怖を一度に背負わされた感じでしょう。「もうここから後には治療法はありません」といわれたら、さらにどんな気持ちになるでしょうか。

そんな苦境にある方に、「いいえ、まだ治療法はありますよ。まだ希望はありますよ」

と私は伝えたい、そして、「これがその証拠ですよ」というのがこの本なのです。

その効果のある治療法というものが、ここまでお話しした「水素ガス」を吸うことだったり、体の内部を温めることだったり、わざわざ少なめにした抗がん剤を使うことだったり、「効かない」といわれつづけてきた免疫療法だったりでは、まるでキツネにつままれたみたいに思われるかもしれません。

ほんとうにそれだけなのか？　そういいたいのではないでしょうか。それだけでほんとうに大病院の先生が「もう方法がない」と宣告したがんがよくなるのか。

もし読者の方がそう思うのだったら、学会で発表したときと同じだなと、私は思います。ある固定観念が、強固に頭の中に居座っているのです。

進行がん、末期がんで苦悩している患者さんを悩ませ迷わせているものがまだあります。情報です。

「免疫療法なんて効かないから、絶対に行ってはダメだ」と反対する主治医。治療しないことが最善だと主張する本もあります。まるっきりしないという話ではありませんが、いわゆる放置療法です。

手術は必要。手術はいらない。抗がん剤治療は必要。抗がん剤は体を痛めつけるだけ。諸説入り乱れて、それぞれ根拠を示しますから、たくさん読めば読むほど何が何だかわからなくなる。

そこにまた「治療のベースは免疫にある」といって、「たとえばこんなやり方」としてあげているのが「マジか」といいたくなるような方法。そんな本が現れたわけですから、まるで悩ませるための出版のようです。

人は誰でも固定観念を持っているものだし、情報に混乱させられるのもふつうのことです。それはそれとして頭に置きながら、このまま読み進んでください。何か新しい発見がないとも限りませんから。

ステージ4のがんは治療できる。
日本は統合医療で30年遅れ、ガラパゴス化している。
「がん難民」を生み出すばかりで救えないでいる。

日米がん死亡率の逆転現象の謎

ここで、抗がん剤についてお話ししておきたいと思います。

１９５０年代に、ナイトロジェン・マスタードガスという毒ガスを人体に打ったのが、抗がん剤のはじまりです。副作用も多いけれども、がん細胞も死ぬ。そういうものをどんどん開発していったのが抗がん剤の歴史です。

それを主導したのがアメリカですが、手を最初に引いたのもアメリカです。１９８８年に、ＮＩＨ（国立衛生研究所）にある米国国立癌研究所が「抗がん剤は強力な発がん物質で新たながんを発生させる」という宣言をしました。「あるがんは殺すけれども、それとは違うがんがまた出てくる」という「抗がん剤要注意宣言」です。

１９９０年代から、アメリカのがんによる死亡率は減少に転じていますが、日本では上昇がつづいているのです。

　このことの持つ意味は重要です。

　それまで、日本よりアメリカのほうが、がんの死亡率が高かったのが、１９９０年代にグラフが交錯して逆転してしまいました。アメリカは下降をつづけ、日本は上昇を止めることができません。

　１９９０年代にアメリカのがん治療でどんなことが起こったのか、それを調べなければならないでしょう。

ガイドラインは何をガイドするか

　１９９０年代の改革以前は、アメリカのがん治療は、いまの日本で行われている標準医療が主流でした。手術、放射線治療、抗がん剤治療の３つです。これらはかつて日本の医学界がアメリカから学んだ最新の西洋医学でした。

　いまも日本の医師は、国や学会が認めたガイドラインにのっとってこの治療を進めています。ステージ1、ステージ2の患者に対しては、よい成果を上げています。

　手先の器用な日本人の医師の外科手術の腕は、世界に鳴り響いた優れたものです。手術は、がんの部分を切り取ってしまうのですから、成功すれば完全になくなります。

放射線治療も、抗がん剤治療も特定の分野では効果を上げています。早期がんであれば、「がんは消えました」といえるところまで治療することができます。

ところが進行がんはたとえ一度消えたように見えても、再発します。

ステージ3以上のがん患者となると、リンパ節や多臓器に転移していることが多いですから、手術できたとしてもその効果は限定的です。外科医は手術後に、「肉眼的に見えるがんはすべて取り除きました」という説明をよくします。この言葉の意味するところは、「見えないがんが残っているかもしれません」ということであり、そのためにも術後に抗がん剤治療をしましょうという言葉が続きます。見えないところにがん細胞が残っていると、再発の危険はさらに高いからです。手術後に、抗がん剤治療を勧められるのはそのためです。でも、私は、この見えない、残ったがんこそ免疫がもっとも得意とするところであり、術後は免疫を活性化して免疫にがんの術後処理はお任せした方が当然結果はいいだろうと考えています。その方が術後の再発率はぐーんと減るだろうし、長生きできると思っています。

私自身、かつてそうした手術に明け暮れる消化器外科の医師でしたから、再発したときの落胆、抗がん剤が効かなくなったときの無力感は、いまでもありありと思い出せます。

抗がん剤は、国や学会が決めたガイドラインで、使う順番が決まっています。量も指示されています。「まずこれで」という抗がん剤が効かなくなったら、セカンドラインのレジュメに変えて投薬します。それが効かなくなったら、サードライン、フォースラインというものがあり、それに従って治療します。しかし、サードライン以上になると、医師には、無力感が広がります、効かないことはほぼわかっているからです。

抗がん剤の標準量は、研究過程で実証した「がんがどのくらい小さくなるか」が基準に決められていますから、人体に安全な最大量ということになりますので、どうしても強い量になります。ほんとうは、患者が長く生きられる量でなければならないと思いますが、現在使われている「効く」という判断の基準が「4週間がんを抑えられる」というものなので、その先のことは考慮に入っていないのです。

医師は、抗がん剤が効かなくなると、「耐性ができて効かなくなりました」といいますが、その理由は少し違うと思います。当然のことながら、抗がん剤の耐性の問題は存在するのですが、それ以上に大きい問題があります。それは、抗がん剤も免疫がしっかりしていなくては効かないという事実です。標準量の抗がん剤というのはどうしても免疫を次第に破壊していきます。ファーストラインやセカンドラインで抗がん剤が効かなくなったときに考えるべきことは患者さんの免疫状態がどうなのかということです。

しかし、彼らは、抗がん剤の耐性で効かなくなったからということで、さらに強い別の抗がん剤を使用します。これでは、免疫がますます破壊されるばかりなので逆効果なのです。さらに、抗がん剤は効かなくなります。そして、「緩和病棟へ」という言葉が続くことになります。

生死のかかっている重大な場面で仕事をする医師は、失敗すれば訴えられるという危険を意識しながら治療を進めていきます。誰だって罪に問われたくないし、非難されたくありません。だから、お墨付きのガイドラインから離れられないのです。

抗がん剤を使っていると、ものすごくよく効く人にも出会いますが、効いたとしても一瞬です。そして、ファーストラインが効かなくなると、セカンドラインを使ってその次はサードラインという具合で、かくして、「ガイドラインに沿って、順番に使いましたが、全部効きませんでした。もう何もやれることはありません」という内容の説明がなされることになります。

私のところにも、「緩和ケアをお願いします」というようなニュアンスで、患者さんを預けてくる病院がありますが、医者が「ケア病棟を予約しましょう」というのは、「もう治療はしません」という意味です。

まだ治そうとする意思も体力もあるのに、この時点で医師に見放されてしまう。これを「がん難民」と呼んでいることはご存知でしょうが、六十数万人の人が「何とかしてほしい」と苦悩しているのです。こんなことは、あってはならないことです。

これが今、現在の日本です。

念のためつけ加えておきますが、私はガイドラインが悪いといっているのではありません。私自身、よく調べて選んだ抗がん剤を少量使うことで、副作用をなくし、免疫を復活させながらがん細胞を抑え込むという治療を行っています。その際、いつも参考にして確認しているのがガイドラインです。

「このがんに効く抗がん剤はどれか」「免疫を復活できるような抗がん剤はどれか」、その両方を持ったものを探して、使っています。ガイドラインも使いようだし、抗がん剤も使いようなのです。

隠された秘密は「まず免疫」だった

アメリカでは、1990年代に大きく方向転換しました。1990年、アメリカ議会がん問題調査委員会OTAレポートで「自然療法の方が通常の抗がん剤、放射線治療、手術よりも治療効果が高い」と報告しました。抗がん剤に頼る医療に見切りをつけ、統合医療に舵を切ったのです。統合医療とは、西洋医学を補完するものとしてあった代替医療を認めて、正式に医師が選択するべき治療に含めた医療です。守備範囲がぐんと広がったことに意味があります。

「アクセス法」もつくられました。患者には、代替医療を含めて効果的な医療を受ける権利があり、医師は効果的な治療法を提示する義務がある。効果のある治療法を患者に提示できなければ、医師法違反で罰せられるという法律です。

医師は、知らなかった医療を絶えず勉強せざるをえません。私は、これこそ臨床医の本懐だと思っています。

代替医療というものには、じつにさまざまなものが含まれます。「祈り」からヨガ、瞑想、温熱、免疫療法、断食、サプリメント、アロマテラピー、鍼灸、経絡、漢方まで、精神的なもの、東洋的なものなど、ありとあらゆる、所謂《いわゆる》「免疫力を高めるのに効果のある療法」が認められたのです。

これまで「代替医療」は、「民間療法」というような意味合いで使われていましたが、私は「免疫に着眼した医療」という理解がよいと思っています。ですから、統合医療は、「標準医療」に「免疫に着眼した医療」を包含させて、「より完全な医療にする」という意味になります。

三大療法の西洋医学から統合医療へ。ここからアメリカのがんの罹患率も死亡率も下がりはじめ、現在も下降をつづけています。

そのことを裏づけるように、２００７年にはマウスによる実験で、「抗がん剤や放射線治療のような西洋医学も、免疫力がはたらいていなければ効果を発揮できない」という報告が権威ある医学誌『ネイチャー・メディシン』に掲載されました。

これはつまり、「免疫を重視する統合医療でなければがん治療は効果がない」ということの証明です。日本の国立がんセンターに相当するアメリカのがんの専門病院は、スローンケタリングがんセンターや、ＭＤアンダーソンがんセンターですが、これらの病院でも、統合医療が行われています。統合医療を本格的に行っていないのは、先進国中では日本だけです。

中国の病院でも、手術をしている隣の部屋で、ヨガをして瞑想しているかと思えば、その隣で鍼をうって治療しています。欧米と同じく統合治療に取り組んでいるのです。

「抗がん剤が効かないんだから、ほかのことをするしかないでしょ」というのは、私の口癖になってしまいましたが、探し当てた効くものを、病院が取り入れるとこういう姿になるのです。

「日本は、統合医療で30年遅れている。ガラパゴス化している」と、私がいうのは、このことを指しています。大きな目で世界の医療の現在を見渡せば、このようなことがいえますが、小さく私の診療についていうと、次のようなことかなと思います。

私が、ステージ4のがん患者の治療の効果を上げているのは、かつての手術一辺倒の外科医から、暗中模索して治療法を探し求めた結果、知らず知らずに、統合医療のがん治療に舵を切っていたということなのでしょう。私のやってきたことは、結局はいかに免疫をがん治療に取り込むかという試行錯誤の歩みでした。

その結果が、温熱療法であり、水素ガスです。免疫療法であり、漢方です。いずれも日本の医療の本筋から外れたものです。しかし、効果があったのはこれなのでした。

学会でその成果を発表しても、なかなか認めようとする人が出てこないのは、国や学会が決めた標準医療のガイドラインからはみ出したものは、「邪道」だという意識があるのでしょう。こんな「奇妙な」「わけのわからない」「ガラクタみたいなことの寄せ集め」で成果が上がるなんて、「ありえないし、信じられない」。だからそのやり方で自分も治療効果を上げようなんて思いもよらない。そういうことなのではないでしょうか。

これが、がん難民を生み出している元にある固定観念です。

私は、治療の成果という事実を多くの人に知ってもらいたい、統合医療へ日本のがん医療が変わってほしい、と思っていますが、そんなに絶望もしておりません。ここからよくなる。変わっていく。そういう希望を持っています。

それは免疫というものへの国民の認識の変化です。本庶先生のノーベル賞受賞は、事態を変えるパワーを持つ「黒船」だったのかもしれないと思うのです。

ノーベル生理学医学賞が流れの転換点

ながいこと、免疫療法は効かない治療法として軽んじられてきました。「免疫療法というものをやってみたい」という患者に対して、「免疫なんて効かない。絶対におこなってはダメだ」といった医師の信念には、ある時期の医学的真実が込められているのです。

私は来院した患者さんからそうきかされて、まだそういう医師がいるんだな、と落胆しましたが、その医師が本気でそう信じているのを否定はしません。

実際、免疫療法といわれるものは、バッティング理論はいいんだけれどたまにしかヒットが出ないバッターというか、ものすごくかっこいいけど、終わってみればいつも打率2割台の元阪神の新庄剛志選手みたいなものでした。歯がゆいのです。

外科医だった私が限界を感じて、免疫に答えがあるのではないかと信じ、アメリカに留学したときに学んだ「養子免疫療法」もそうでした。

これは、がん患者からリンパ球を採取して、これを体外で刺激増殖させて患者に返還する治療です。帰国して熊本大学医学部附属病院第二外科でその治療を行いましたが、これ単独ではどうにもならないという成績でした。

免疫療法は時間がかかりまだるっこしいし、効果もない。というのが、大方の感想だったでしょう。それが一転したのが、オプジーボです。さんざん報道されたので、ご存知と思いますが、免疫チェックポイント阻害薬といわれるものです。

胸腺でつくられるリンパ球であるため、胸腺のかしら文字Tを冠したT細胞は、がん細胞を認識して排除する免疫監視機構の中心的存在です。がん細胞は、攻撃されないために、細胞表面に「あるタンパク質（ＰＤＬ－１）」を発現させて、T細胞表面に発現するタンパク質（ＰＤ－１）と結合させます。

これによってT細胞の攻撃機能にブレーキをかけるのが、免疫チェックポイント分子と呼ぶ仕組みで、オプジーボはその結合を解除して、T細胞が活性化し、がん細胞と闘う力を回復させるものです。

オプジーボが効くときには、がん細胞はどんどん小さくなっていきます。手術のできないやっかいな進行がんが、投薬で完治する可能性がここに現れたのです。「ついに画期的な免疫の薬ができたんだ」と実感します。人間本来の免疫力の素晴らしさに感嘆します。

本庶先生は、「もうじき抗がん剤がいらない時代が来る」と明言されており、ここが時代の変わり目だと思います。ここを分岐点として、これからは免疫を主体とした治療法がメインになり、抗がん剤は補助的な存在に変わっていくでしょう。日本のがん医療が、統合医療に舵を切る可能性があると思います。

手術は、切り取って、がん細胞をなくす手法です。放射線治療は、ピンポイントでがん細胞を攻撃します。抗がん剤は、化学的にがん細胞の遺伝子にはたらきかけ、自壊させる手法です。どの分野も進化をつづけています。

近頃も、がん細胞の遺伝子分析で最適な抗がん剤を選択する先端医療が、保険適用になるというニュースがありました。100種類以上の遺伝子の変異について、一挙に調べる「パネル検査」です。「がんゲノム医療」として注目されています。しかし、どこまで進化しても、それだけでは足りないものがあります。

足りないから、再発する。

その足りないものが免疫で、免疫がこれからの治療法の主流となり、これまでのものは補助的なものとして免疫を補完する。そんな流れが生まれるのだと思います。その流れを体現させた統合医療が、もうすぐそこに待っているような気がしています。

ガラパゴス化した日本の医療の現状も、ここで終わりです。

大学での教育も、これからは臨床に直結した免疫学の講義が必要になるでしょう。今まででは、免疫はがんには効かないというのが医療教育のコモンセンスになっていましたが、今後は変わっていくでしょう。

ステージ4の患者さんと対面する。「まだ希望がある」こと「よりベターな結果を出す自信がある」ことを伝える。

よく話し合い説明する

がんの病状は、顔色にあらわれます。はじめにご紹介した肺がんの患者さんは、今はピンピンしていますが、最初に来られたときには、顔色は悪く、あえいでおられました。「きつい、ほんとにきつい」という憔悴しきった感じでした。

私が、日常応対しているのはそういう患者さんたちです。いつ亡くなってもおかしくないし、実際に、病院で亡くなる方はおられます。いちいち深刻になっていたら、私自身生きていられません。

私が患者さんから「ふわーっとしている」と、よく言われるのは、受け止めつつ流すという、微妙な自分の位置取りをつねに確かめているからでしょうか。受け止めるだけはダメだし、流しているだけでもダメなのです。

ステージ4の肺がんで、転移があり、がん性胸膜炎ときたら、余命は2〜3か月です。余命がどうこうということはいいませんが、「希望はある」ということを理解してもらいます。「100パーセントよくなるわけじゃないけれど、よりよい結果を出す自信はあります」と話します。

医療費のお話

これからしようとしている治療法を説明して、かかる医療費もお話しします。

この方の当時は、オプジーボは使いはじめのころで、熊本でもほとんど使っていませんでした。「新薬を使います」というと、ためらう患者さんがいますが、その方は納得されました。

オプジーボは、肺がんの保険適用が通っていたので、健康保険の料金ですむのもよい条件でした。当時は今の4倍で1回60万円くらいなのでやはり高額ですが、高額療養費制度があるのでどんなにかかってもだいたい月7万〜8万円止まりです。

2週に1回。それを3か月つづけて、3か月に1回PET－CTを行って、経過を見ていきます。その画像を見せて、ちっちゃくなっていることを自分の目で確認してもらいます。PET－CTではがんの部分は赤く描出されるので、改善されていることがひと目でわかりますので、元気が出るし、治療をつづけることを納得されます。

この方の場合は、温熱療法のハイパーサーミアも、オプジーボも保険がききますが、水素ガス吸引は保険が適用になりません。病院で吸うときにかかる金額は、1回1時間で2000円です。同じ日に治療をすると混合医療で保険がきかなくなりますから、診療日を変えています。

この病院に来る患者さんは、ほかの医療機関の医師から紹介されてひきうける場合と、患者さんやその家族、友人がネットや口コミなどで情報を集めて来る場合があります。

このケースのようによい結果が出ると、「あの人が治ったんだったら、私も」という人が噂を聞いて来院するようになります。遠方からも電話がかかってきます。東京はもとより、北海道からも。

あまりに遠方で、来るのが負担な場合は、その地域で免疫療法をしている医師をご紹介しますが、基本的に「すぐいらしてください」というのが私のスタンスです。

第2章

治療と免疫力

「おっ」という手応えを感じた最初のケースは亡くならんばかりの80歳のおばあさん。免疫を重点的に活性化させる治療に活路がある。

免疫療法への転換点

抗がん剤をガイドラインの標準量で使う場合は、大きく分けて2つに分けられます。一つは、術後の再発を防ぐ目的で使う場合です、この場合は再発をかなり高い確率で防ぐことが可能です、もう一つの場合は、手術ができない場合と手術後に再発してきた場合です。この場合はその効果はさきの場合に比べてかなり落ちます。この場合でも最初は効く場合がありますが、すぐに効かなくなることが多いです。再発のときには逆に治療前より大きくなります。後者の場合でも、抗がん剤治療だけではなく、免疫を復活させる治療を加味していくと、治療効果を上げることができますし、その効果を持続させることができます。手術ができないほどにがんが大きくなったり、術後に再発してくるのは、免疫がそもそも低下していることを示していますから、免疫を上げる治療を優先させることが大事になってきます。

抗がん剤だけだと、がんがリバウンドするのがほとんどV字。免疫を復活させていくと、がんを抑えている期間が長くなるので、がんのV字復活のような衝撃はありません。

ここの病院で、最初に免疫主体の治療で手応えを感じたのは、大腸がんのステージ4の人でした。肝臓に転移し、肺に転移し、肺にもお腹にも水がたまっています。

80歳のこの女性は、「最期を面倒みてください」「緩和ケアをお願いします」といった感じで紹介された人でした。絶えずふーふーふーふー苦しげにしていて、もうすぐに亡くなってもおかしくないくらいの感じです。

この症例は、私がハイパーサーミアと、少ない量の抗がん剤で治療した記念すべき最初の症例です。その当時はまだこの治療法が効くのがどうかまったく暗中模索の状態で、自信もありませんでした。しかし、それで治療したところ、水が引いて、がんが見事に小さくなったのです。私はこれでハイパーサーミアと少ない量の抗がん剤治療に確かな手応えを感じました。

もう退院はできないだろうと思われていたのが、退院されました。

それからは通院で治療をしていましたが、「もう何もしたくない」「面倒くさい」みたいな感じで、なんだかんだいいながら、途中から病院に来なくなりました。

元気になると、こういう人がでてきます。勝手というか、わがままというか。「もうよくなったから来ないよ」といいたくなるようです。そして実際にそうしてしまいます。まあ、それが人間なのでしょうが、そうするとまた悪くなったり、亡くなってしまったりします。悪くなってから飛びついてきても、もとに戻すことは至難の業ということになります。

この人は、退院後1年くらいで亡くなりましたが、あの来院したときの状態から、よく回復したといえるケースで、私は、この治療に将来性を感じました。

生存を延ばす意味

こういう、ほとんど平均寿命の年齢に到達している人を治療することに、どういう意味があるのか。そういう疑問もありえます。私は、そうとうの老人であっても、仮に2、3か月しか生きられないだろう人を、1年ほどまで生きるのを延ばすことには、意味があると思っています。

ボロボロになって死なないで、静かに安楽な状態で死んでいくことは大事なことだと思うからです。

抗がん剤を使って治療していると、ほんとうにボロボロになって死んでいきます。抗がん剤で殺されるみたいな感じになるのですが、そうではなく、免疫療法を行えば自然な感じで亡くなっていくことができるのです。

1年ほどであっても、その期間の免疫療法によるがんの抑制、体力の回復が、自然な死を準備するのです。免疫がちゃんとしていると、そういう自然な死に方ができるのです。

寿命まで生きて自然死するのが、幸せな死に方だと思いますが、しかし、特に日本人にはやがて死ぬときがくるんだという実感、そしてどう死を迎えるかという死生観をもっていない方が多いようです。なんとなく、いつまでも生きていそうな感覚を持っている方が多いように感じます。

違いますか？

かなり前から、老衰による死というものを、眼の前で体験することが少なくなりました。今、私たちには、老衰による死というものが実感できなくなっているかもしれません。病気ではないけれど、なんとなく食べられなくなって、寝たきりになって、そのまま亡くなる。これが、老衰による死です。苦しみ、痛みはありません。

食べられなくなると、日本ではなんとかして食べさせようとしますが、ヨーロッパでは、食べられなくなったら、そのまま何もせずに家で寝かせておくというのがふつうのあり方です。食べないのですから、植物が枯れていくように静かに亡くなります。

だから、ヨーロッパには、日本のような長期にわたる「寝たきり老人」はおりません。動けない老人も病人も、朝になれば、ベッドから起こして、椅子なりソファに移して座らせておくのも習慣のようです。

このへんまでくると、文化の問題が関係してきます。

日本の医療で「なんとかして食べさせよう」とする努力の一つが「胃瘻」です。現在では、胃瘻まで作って生かそうとすることに否定的な方も増えてきましたが、一方で、食べられなくなってしまった方をとにかく胃瘻や経管栄養などで栄養しながらリハビリすると、奇跡的によくなる人が何人か出てくるのです。また、自力で食べられるようになる。そして動けるようになる。これは医療者にとっては感激ものです、だから、今、看護師さんやリハビリ担当者の間で、摂食嚥下訓練や口腔ケアなどは超人気の分野になっています。すごく情熱的な人材が集まって活動をはじめています。

食べられなくなる原因は、サルコペニアといっていますが、嚥下機能の筋力が落ちるためです。そういう人を、リハビリして筋力を戻してやると、また食べられるようになる。このように、食べられなくなった方の中にも、訓練をすれば、自力で、咀嚼して飲み込むことができるようになってまた元気になる人が潜在的に少数いることは知っておくべきことだと思います。

寝たきりになって、食べられなくなっても、嚥下機能がしっかりしていて、ほかの内臓機能もしっかりしている、というケースの「胃瘻」手術は、完全にダメとはいえないところがあります。

こういうところに、臨床の持っている難しさがあります。ひとくくりにはできない。個々のケースを慎重に見極めていかなくてはなりません。

ハイパーサーミアは、体の内部を温める。
がんは低温が好きで、42度以上になると死ぬ。
温熱療法は、オーブンに入ると思えばよい。

体温を上げて免疫を活性化させる

最近、若い人の体温が下がってきていて、35度台の平熱の人も増えてきているようですが、免疫の観点からいえば、よい傾向ではありません。インフルエンザにかかると高熱が出ますが、免疫が働きだすと高い熱がでますし、逆に免疫がよく働くために熱を上げていると言ってもいいかもしれません。

がんは低温を好み、高温が嫌いです。体を温めるのがよいというのは、そこに理由があります。免疫のベースを上げるという意味で、体の内部を温めるハイパーサーミアは、非常にいい効果があります。

温泉にはリラックス効果があり、定期的に温泉に行って、ゆったりとした気分で肩まで湯に浸かると、ストレスが取れていく感じがするでしょう。そういう精神的な効果も大切なことです。

お風呂で体を温めたり、温泉に入ったりすると、免疫が上がるのですが、温まるのは体の表面で、内部まではなかなか温まりません。内部を温めたときに、免疫はいちばん効率的に活性化します。

ハイパーサーミアは、８メガヘルツの電磁波で体の中心部を温めるものです。まあ、電子レンジと思ったらいいでしょう。がんが存在する体の内部を温めて、そこが42度以上になると、がんだけが特異的に死ぬのです。

その周囲は40度くらいになりますが、38度から40度くらいは、いちばん免疫が活性化する温度です。もう一つの効果として、血流がすごくよくなります。

この治療をしながらですと、抗がん剤は３分の１から４分の１くらいの低用量でも標準量の抗がん剤と同じくらいよく効きます。

ハイパーサーミアは、山本ビニター社が独自に開発したもので、１００くらいの日本の病院・クリニックに入っています。機械自体はちょっと高く８０００万円くらいしますが、保険点数があまり高くなく、３か月で９０００点、９万円くらいです。こういう経営的な理由で、なかなか普及しないという面もあります。

免疫が監視していると共存に行ける

基本的には、がんを手術で切り取ってしまえば、それがいちばん治癒率が高いはずです。完全に取れれば、そういえるでしょう。しかし進行しているがんでは、やっぱりがん細胞が残ります。目に見えないものが残るのです。それを後始末するのが免疫です。免疫がちゃんとしていないと、完全に取れたと思っていても、また、実際にほぼ取れていても、やっぱり再発が起こります。

残っているがんは、目で確認することができません。それこそミクロの存在ですから、顕微鏡を持ってきて見ないとわからないくらい。でも手術中にそんなことはできません。そのうち、がん細胞だけが、色がついてわかるようになるかもしれませんが、それでも色がつかないくらいの小さいがんという可能性がありますから、そういうものは残ってしまう。それは免疫の仕事なのです。

維持共存できるのが免疫の力

ステージ4のがんを治療してうまくいっていると、まずがんの進行が止まります。さらにうまくいくとがんが小さくなります。腫瘍マーカーとがんの総量というのは多くの場合相関していますが、がんが小さくなるとき、一度腫瘍マーカーは増加してその後低下することがあります。それはがんが破壊されて血中に大量に放出されるために腫瘍マーカーに一過性の上昇がみられるのです。

腫瘍マーカーは、下がる場合でも一気に下がることはなく、上がったり下がったりを繰り返しながら、徐々に下がるという傾向を示すことが多いです。だから、私は「腫瘍マーカーは株価と同じだ」とよく言います。長期間、腫瘍マーカーがあまり動かなくなり、画像でも腫瘍自体もあまり増減しなくなれば、それはがんの進行が抑えられて、がんと共存状態になったと判断してもいいかもしれません。

これは、免疫がしっかりがんを認識して、これが暴れ出さないようにしっかり監視している状況で、言わばがんが刑務所に入れられて監視されているような状況かもしれません。悪いものを完全に殲滅するのではなく、隔離して周りの人達に悪さをできないようにする、このような警察監視機構のような役割が、免疫がもっとも目指すべきものだと考えています。

免疫治療と抗がん剤が功を奏して、ステージ4からステージ3になる人もいます。ステージ2になる人もいます。そうすると手術しようかという話にもなる可能性があります。

末期がんから進行がんになって、進行がんになれば、ある程度「手術できるかな」という微妙なところですが、ステージ2となれば、それこそ手術で取って、完全治癒を望むことができるわけです。そこまで行く人もいます。

ご存知のように、がん細胞は、誰でも毎日5000個くらいが生まれ、免疫の監視によってがんになることを防いでいます。がん細胞があっても大丈夫という意味で、これもがんとの共存です。

5000個というと「ずいぶん多いな」とびっくりしますが、体全体では60兆個の細胞があるのですから、まあ、少ないといえば少ないといえるかもしれません。

ステージ4になっても、これまで述べたような免疫を主体とした治療でがんを小さくし、暴れる状態からおとなしい状態にすることができれば、やはり共存が成立したと言えるのです。免疫という自然に備わった力があり、それを強化すれば、がんも怖がることはないのです。

オプジーボの1クールは3か月。
免疫の効果が出て、腫瘍マーカーが下がり、腫瘍が小さくなる。
それを持続するのが勝負。

様子を見ながら使っていく

本庶先生のノーベル賞以来、ここの病院でもオプジーボを使う人は増えています。値段も4分の1くらいまで下がりました。それを2週間に1回。

免疫の治療をはじめて腫瘍マーカーやCTなどの画像検査で臨床的効果が確認できるようになるのにだいたい3か月くらいかかりますので、免疫主体の治療、とくにオプジーボは最低3か月はつづけます。これを1クールと考えて、効かなかったら、「この患者さんにはオプジーボは効かない」という判断ができますから、「やめたほうがいいな」となります。

オプジーボが効いてくると、みるみるうちにがんが小さくなっていきますが、いいことばかりではありません。オプジーボも副作用はあります。

オプジーボの副作用は抗がん剤に比べたら、その頻度は非常に少ないのですが、一度出たらひどいものがあります。もっとも命取りになる副作用は、間質性肺炎です。ふつうの肺炎のように肺胞ではなくて、間質というところに起こる肺炎で、自己免疫疾患の部類にはいる疾患で、自分の免疫が自分の肺をやっつけてしまいます。免疫がいきすぎているので、抑えなくてはなりません。抑えるためには、ステロイドという薬を使います。

オプジーボの場合は、むしろ副作用がちょっと出た人の方が効果が出ると、統計的にはいわれています。免疫が高まりすぎると、そこまで行ってしまうけれど、「ほどほどだと、いい結果が出ますよ」ということです。

リンパ節転移があると、ふつうは「ああ、厄介なことになったな」となりますが、私は、これこそオプジーボの出番ではないかと考えています。

リンパ節が腫れているのは、リンパ節までがん細胞が来ていて、リンパ球が反応しているため腫れているということなのです。がん細胞を認識しているリンパ球がそのリンパ節にはあるということで、ただ、それがいわゆる免疫チェックポイント分子でブロックされているということですので、これは「オプジーボが相当に効くな」と考えるべきです。

ほとんどの方はハイパーサーミアを使っていて毎週おこないますから、患者さんは基本毎週来てもらっています。患者さんの変化は、だいたい顔色を見たらわかりますし、時々は触診をしています。東洋医学的には腹診といいますが、けっこういろいろなことが腹診でわかります。

顔色を見ると、これまでと違うと、ピンと来ます。それから詳しく何が異常なのかを血液などの検査データで調べていきます。センサーとしては、自分の患者さんを見る目がいちばん信頼性があると思っています。

それと大事なことは、会話です。会話は患者さんとの信頼関係を作るのに非常に重要です。同じ治療をしても、信頼があるのとないのとでは治療効果に大きな違いがあります。最近は、忙しくなって患者さんとの会話の時間がなかなか取れないのを反省しています。

ただ、医師側としては、けっこう疲れます。性格的になかなか人を信頼しない人もいますし、初診の人は、ネガティブになっている人が多く、悪いことばかり口にします。だるいとか、痛いとか、便秘があるとか。それに一つ一つ、全部答えてあげなくてはなりません。

しかし、これも医師の勝負どころですから、信頼されるようになるまで、話さなければなりません。プラセボ効果というものがありますが、これは「思い込み効果」ともいえるかもしれません、人間が「そうだ」と思い込むと思ったようになることがあるのです。人間の精神力とはそれほど強いものでもあります。だから、患者さんが「このお医者さんは信頼できる」と思い込むと治療も良い方向に進むのです。たぶん、そこには免疫が関与しているだろうと私は思っています。

このように、免疫と精神的なものとの関係も調べてみたいことの一つです。

オプジーボは、これだけ有名になっていますが、使っているドクターは多いようで少ないのです。オプジーボは免疫治療法の一つなので、使いこなすには免疫的知識と経験が必要です。だから、それまで抗がん剤ばかり使っていたドクターには、なかなか使いにくいようです。

中には、「オプジーボも抗がん剤だ」と言い張って使うドクターもおりますが、プライドがあるのでしょう。患者さんから「オプジーボを使ってください」なんて言われると、プライドが相当傷つくのかもしれません。

これから、だんだん変わっていくでしょうが、全然毛色がちがう薬なので、今のところ使いたがらないドクターが多いのです。

小さい目標を一つずつクリアしていく

免疫治療は、３か月くらいで腫瘍マーカーが下がったり、腫瘍が小さくなったりする効果が出始めますから、「これは反応があるな」というのは3か月くらいしないとわからないのです。さらにそれが持続できるかどうかは、半年が次の目安になります。半年以上維持できれば、まだつづく可能性がありますが、長くつづかせるのが、また難しいところでもあります。

いったんよくなっても、違う顔のがんが出てくる可能性もあり、そのときにはその顔の違ったがんを免疫が認識できるようにしなくてはなりません。

それにはまず顔の違うがんを壊せる抗がん剤を選択し直さなくてはなりません。免疫誘導のファーストステップはがん細胞の破壊です。それも免疫を誘導するのに必要十分ながん細胞の破壊でいいのです。大量破壊は必要ありません。

理論的には、その人のがん細胞に独自に発現するがん抗原を認識するリンパ球を誘導できるようになり、オプジーボなどの免疫チェックポイント阻害剤を使って免疫の抑制を外すことができれば、どんながんでも手術しなくても治るようになると思っています。

実際、一昨年、アメリカで末期の乳がん患者が上記のような免疫療法で治癒状態になったという報告が『ネイチャー・メディシン』に掲載されました。そうじゃなければおかしいですから。

いまの段階では、ある程度がんが小さくなったところで、手術をするのがベターだと思います。大元のがん病巣からはいろんな指令を出してがんを大きくしたり転移させたりしていますから、司令塔を取る感じでよくなります。

目指している治療のプロセスの一つは、それです。ただ、私のところに来る人は、相当悪くなってから来ますから、手術まで行く人はまだ少なく、2、3例しかありません。

ふーふーいっている人が来るわけですから、まずは治療できるまで全身状態を改善する。そして治療を始めて大きくなるのを止めて、維持する。それから小さくする。そしてそれをまた維持する。そこまでできれば、一つ成功したことになるでしょう。

いま、だいたいの人は3年くらいは維持できています。それをさらに5年くらいにする。それが次の目標になります。がんが完全になくなっていなくても、元気でふつうの生活に支障がない状態を目指します。

がんがある程度残りながらも、維持できている。5年以上それがつづくならば、免疫が効いている共存状態で、私は「治った」の中に入れてよいと思っています。

日常生活の中で、関心ががんではなく、日々の暮らしの喜びに移れば、その人はもう病人ではありません。暮らしの喜びは、その人の免疫を高めてさらによい循環が期待できるでしょう。

まずは水素ガスで免疫を上げる。水素とオプジーボの相乗効果はすごくよい。2～3割にしか効かないオプジーボが、6割、7割に上る。

水素はへたった免疫を元気にする！

治療は、免疫を高める方法を優先します。ハイパーサーミアによる温熱療法もそうですが、今やっていて「これはいいな」と思うのは、水素です。

簡単だし、これは「けっこういいかな」と思っています。

水素水は、すぐに抜けてしまうことと、水素量が圧倒的に少ないという問題があり、使っていません。私は水素ガスを使っています。私のこの数年の経験から、水素は発生量が多くないと治療には使えないのです。まずイスに座って、水素発生装置から1時間ほど吸ってもらうことから始めます。

水素だけでも免疫は上がり、がんの治療効果がありますが、水素とオプジーボの相乗効果がものすごくいいのです。これに気づいたときには、「これは素晴らしい」と興奮しました。オプジーボは、通常、2、3割の人にしか効かないのですが、なんと一気に6、7割にはね上がったのです。

どうして、こんな素晴らしいことが起こるのか？　私は、こういうことだと思っています。

T細胞が、がんのところに駆けつけます。ところが、攻撃する力をがんにブロックされている。そのとき、オプジーボがブロックの留め金を外す。こういう流れの治療ですが、その肝心のT細胞がまずは元気でないといけないのです。

元気なT細胞が攻撃を止められているとき、オプジーボが効いて、うわっと行く。がんに襲いかかっていく。そうするとがんはどんどん小さくなっていく。そんなイメージです。

ところが、弱ったT細胞が駆けつけていたのだったら、オプジーボが留め金を外してもどうにもならないでしょう。逆に、がんにやられてしまうような、弱いT細胞では。それを元気にするのが、水素なのです。

T細胞はリンパ球です。リンパ球の中のがんをやっつける殺し屋ですから、キラーT細胞なんていわれていますが、がんの患者さん、特に進行がんの患者さんのT細胞は、だいたいがへたっています。ましてやステージ4で、それまでの抗がん剤治療でフラフラになっているようでは、使いものになりません。

そのへたりの原因は、T細胞の中のミトコンドリアのへたり（機能不全）です。それを元気にするのが水素ガス。水素で元気になったT細胞の留め金をオプジーボが外すから、うわっと総攻撃にかかれるのです。それで、治療効果が2～3割から、一気に6～7割に上るのです。

これが私の考えた仮説ですが、面白いでしょう。ほぼ間違いないと思っています。これを学会で認めさせたいのだけれど、なかなかみんな認めてくれません。

オプジーボの効果が、2倍から3倍に上るのですから、「水素はいいですよ」と、まず本庶先生に知らせたいと思って、手紙を書きました。とてもいい知らせですから、きっと喜んでもらえると思っています。

オプジーボは、免疫のちゃんとした人には効くのだけれど、そもそもそういう人が2～3割しかいないのです。水素ガスでミトコンドリアを活性化して免疫をあげれば、ちゃんと6から7割の人に効くのです。これがオプジーボの本来の効果でしょう。

なぜ10割ではなくて、6割から7割なのか？　これも不思議ですが、いろいろなことをやってきてみると、10割というものはないのです。反応するのはだいたい7割前後です。

１００ってないのかもしれない。やっぱりいろいろ組み合わせていかないと、１００にはならないのかもしれないと思います。一つですべてというのは、ない。

考えてみると、そもそも統合医療というものは、そういう前提に立って広く世界を見渡していきます。

すべての病院で水素を！

水素には、ほんとうによい効果があるのですが、使っている病院は、まだ数えるくらいしかありません。

こんなによい効果があるのに、どうして医療機器としての認可がなされていないのか？そういう疑問が起こるでしょうが、認可をとるのは大変だという事情があるようです。

動物実験、培養細胞実験で論文にして、その後、臨床実験をして、それを厚労省に出して、まずは先進医療として認められて、先進医療として5～6年使って、臨床効果が上がったということになったら、「それじゃあちょっと考えようか」みたいな。

認可までは、10年仕事といわれています。コストがかかりすぎて、何のメリットがあるんだという話でもあるでしょう。まあ、これは業界内部の話で、あまりここでは関係がありませんから、これ以上立ち入りませんが。

ちなみに、水素は吸いすぎて起こる弊害はありません。むしろ、どんどん吸ったほうがよいのです。水素はすべての分子の中でいちばん小さいもので、細胞を通過し、全身に行き渡ります。そして免疫を復活させ、元気にしてくれます。

腸内細菌の種類とオプジーボは相関している

「こういう腸内細菌がいると、オプジーボが効きやすくなる」という論文が発表されました。これも結局は、免疫につながっているのだと思います。

ある種の腸内細菌がバランスよくいると、免疫がよくなって、結局はオプジーボの効きがよくなるという話でしょう。私が水素で気がついたのと同じだと思います。

腸内細菌はそれこそ何百種類といます。いろいろなものがバリエーションよく混ざっているのがいいというのですから、もうＡＩの世界です。そのうちＡＩが「こういうパターンだと免疫がいいよ」というのをはじき出してくれるようになるでしょう。

腸内細菌の遺伝子配列も読めるようになってきていて、どういう腸内細菌がどれだけいるか、その配分を数字で出してきています。腸内細菌のいい便をとってきて、便の移植までやるようになっています。

口腔内の細菌が、腸内細菌に関わっているということもわかってきました。歯槽膿漏菌のような悪い菌がいると、腸内細菌も狂ってきます。「だから、歯磨きは大事だよ」という話になり、「免疫状態が悪くなるのは、いろいろな生活習慣の問題なんだよ」ということになります。

がん細胞は、外から侵入してきた異物ではなく、自分の細胞です。それが生活習慣の崩れ、歪み、外からのよくない刺激などによって、変わったものです。それを退治する免疫は、口の中の細菌、腸内細菌とも関係があるというのですから、一部だけにとらわれるのではなく、全体を見る目がいかに大切かがよくわかります。

活性化させた自己リンパ球を体に戻す。副作用がなくアレルギーも起こらない療法。

活性化自己リンパ球療法

私は、1992年から1995年まで、アメリカのNCI米国国立癌研究所に留学して、腫瘍免疫を学び、帰国後、熊本大学第二外科（現消化器外科）で、養子免疫療法を行ってきました。

この療法は、がん患者からリンパ球を採取して、体外で刺激増殖させます。それを患者に戻し、たくさんに増えたリンパ球の攻撃でがんをやっつけるというものです。

玉名地域保健医療センターでは、東京のリンフォテック（白山通りクリニック）と提携して、活性化自己リンパ球療法を行っています。

リンパ球のはたらきは、ご存知のとおり、がん細胞が発生すると、それを認識して、攻撃排除するものです。それによって、毎日生まれてくるがん化した細胞は消し去られています。

さまざまな理由で、免疫機能が低下していると、がん細胞は排除しきれずに生き残ります。そもそも、がん細胞は、これらの免疫システムから認識されないための方法を駆使して、攻撃をすり抜けようとします。それが功を奏すると、増殖を繰り返して成長します。

大量のがん細胞

ステージ4の進行がんとなれば、がんは、大量のがん細胞からなっていて、生体内のリンパ球だけではとても太刀打ちできません。

活性化自己リンパ球療法は、大量に活性化増殖させた患者さんのリンパ球を体内に戻して、がんと闘うというものです。その方法は次の通りです。

まず患者さんから血液を採取して、リンパ球を分離します。それをインターロイキン2と、抗CD3抗体で刺激して、大量のリンパ球を活性化増殖させます。これを患者さんに投与するので、強力にがん細胞を攻撃して、排除することができるのです。

活性化自己リンパ球療法は、手術後の再発予防にも特に効果が認められています。再発したがんや、手術できないがんに対して、直接的に殺して排除する効果も期待できます。抗がん剤治療や、放射線治療の効果を上げるのにも有効です。

免疫を正常に保つことは、すべてのがん治療の基本です。またこの療法は、もともと備わっている細胞を使った治療ですから、アレルギーや副作用がありません。

これらの免疫療法は、温熱療法や水素ガス吸引、少量の抗がん剤治療などと併用することで、さらに効果が上がっています。

抗がん剤も放射線も「もろ刃の剣」。
がん も叩くが免疫もやっつける。
「免疫を復活するやり方」を探り出すことが大切。

抗がん剤は免疫を上げる治療との併用が原則

標準医療は、手術して、抗がん剤を使って、放射線治療をします。ここに共通するものは何でしょう？　もうおわかりのように、がん細胞を除いたり殺したりするだけの治療なのです。もう一つの大切なこと、「免疫をちゃんとする」という考えがまったくないのです。

手術してがんを取り除いても、その後に免疫がはたらかないと長生きできません。抗がん剤も同じです。

抗がん剤である程度がんを少なくしても、その後で免疫がちゃんとフォローしてくれないと、やはり長生きできない。

がんを殺す治療と、免疫を上げる治療、その両方をしないと長生きできないのです。ところが、免疫を上げてがんをなくす治療は、これまでよい成績を上げることができませんでした。そこにオプジーボが登場し、みんなちょっと目が覚めた感じです。

オプジーボをきっかけに、水素とか温熱療法などの免疫を活性化する治療法が見直される可能性が出てきました。

「やっぱり免疫は大切だった」と見直されて当然なのですが、免疫を復活させる治療がこれからは認知されてくるでしょう。

前にも触れたように、1988年にアメリカの国立癌研究所が「抗がん剤は発がん物質だ」という宣言をして、「体によくないので、うまく使わなくてはいけない」と警告を発しました。

「考えて使わないといけない」というこの警告は、日本にはあまり聞こえてこなかったようで、標準治療のガイドラインそのままに、治療をつづけてきています。

患者さんの中には免疫のしっかりしている人がいて、1か月、2か月、3か月と抗がん剤を使ってがんをバンバン叩いても、けろっとしています。そのために何かやっているのかもしれませんが、そういう人は、ほんとうに免疫が強い人で、おそらく長生きするでしょう。

しかし、一般的にはそうではありません。治療の際、考慮しなければならないことなのですが、免疫の強い人、弱い人、その個人差は少なからずあります。これからは、がん治療の前に患者さんの免疫状態を把握することが必要になってくると思っています。それには、有効な免疫パラメータ（免疫状態を知るための指標）が必要になってきます。それについては、また後述します。

私は、そのために免疫を上げる治療をスタートさせ、副作用のない少ない量で効果的に抗がん剤がはたらくようにしているのです。

そういう使い方は、警告以来いわれていることなのですが、なかなかスタンダードになりません。

標準医療として決められているので、量を変えるとガイドライン違反になるからできないのです。罰則はありませんが、もしガイドライン通りに使わないで悪いことが起こったら、批判されます。訴訟になる可能性もあります。

「ちゃんと使ってなかったんだろう」「だから悪くなったんだろう」と言われたらどうしようもない。特に大病院のようなところは、自己防衛のためにガイドラインに沿ってやらざるをえないというのが現実のようです。

しかし、こんなことがいつまでも続けられるわけがありません。また、あってはなりません。

放射線治療も免疫を上げながらする

放射線医療も、抗がん剤と同じで、標準医療の放射線医療をするともろ刃の剣で、免疫もやっつけてしまいます。

放射線もやっぱり使い方なのです。

アブスコパル効果というものがあります。放射線をかけると、放射線をかけた部位のがんが小さくなりますが、かけていないところも小さくなるという現象です。これは放射線をかけることで、免疫が活性化され、その効果で、かけていないところのがんも小さくなる、という解釈がなされています。

放射線科の医師はみんな知っていることですが、それを突きつめる人はこれまでなかなか出てこなかった。

しかし最近になって、「放射線と免疫」という考え方がだんだん注目をあびるようになってきました。

放射線で免疫を上げながら治療するのが大切で、至適な放射線量を考えようという人が現れています。標準では2.0〜2.5Ｇｙ（グレイ）を数週間くらいかけるのですが、その人の考えでは、サイバーナイフで18〜24Ｇｙを3日間かける。強めに短期間でかけたほうが、免疫を復活させることができるという発表をしています。

放射線治療は、そこのがんのところだけにピンポイントでかけられるようになってから、治療成績が上がっています。前立腺がんの小さなものは、放射線でよくなります。欧米は放射線をけっこう使います。

食道がんに関しても、日本だとほとんど手術してしまいますが、欧米だとまずは放射線と化学療法（化学放射線療法）を使って、それで完全に治る症例がよくあります。化学放射線療法の成績は手術成績とほぼ同じといわれています。

日本は「まず手術ありき」なのです。切りたがっているのかもしれないし、うまいですから。まず手術して、その後に放射線という考えが強いのです。

手術をすると、癒着が起こるし、臓器を取るというのは体にとって相当のストレスです。癒着が起こっていると、再手術は大変です。

まず剥がすのに2、3時間かかって、それから手術しないといけないし、ぐちゃっと一緒くたになって剥がせないところも出てきます。

放射線治療は、重粒子線とか陽子線などもあって、治療によって一旦は完全にがんが消えてしまいますが、前立腺以外のがんでは、再発の率が結構高い（50パーセント）のです。

この治る人治らない人の半々の差は、私は免疫だと考えています。免疫がフォローできているかどうかの違いが表面化したものです。

放射線医の中にも、最近、免疫の意識が生まれてきているので、これからどんどんよい方向に向かうことを願っています。日本の医療界が、統合医療に舵を切れば、すべて解決してしまう話です。

第3章

がんの顔

がんが自分だとしたら自分が自分と闘うのか？勝てるとき、やっかいなとき。

がんは自分の責任か

がん細胞は、自分の細胞です。外部から侵入してきた敵ではなく、自分の細胞が変化したものです。鏡でニキビのできた自分の顔を見て、「これは私だ」というなら、同様に「このがんは私だ」ということになります。

何らかの原因で遺伝子異常が起こって、自分の細胞ががん化するのですが、「がん化」とは、「ちょっと違った細胞になる」、「ちょっと外れた細胞になる」ということです。

いわゆる「がん遺伝子」といわれているのは、正常な細胞では「増殖遺伝子」で、細胞の増殖を促す遺伝子です。成長のために、なければならない遺伝子です。それと対になって「抑制遺伝子」があって、この遺伝子が増殖をコントロールしています。

「がん遺伝子」にスイッチが入り、増殖のコントロールに使われている遺伝子が狂ってきて、ストップが利かなくなると、正常な遺伝子の機能が外れたような状態になります。その細胞を「がん細胞」と呼ぶのです。

鏡を見て、顔の表面にできたニキビを「これは私ではない。きれいな状態の顔が私だ」というなら、がんは自分ではありません。

顔の手入れを怠り、夜更かしをしたり、不規則な食生活をつづけているのがニキビの原因の一つだとしたら、責任は自分にあります。同様に、ストレスまみれの暮らし方を改善しなかったり、喫煙などの遺伝子異常の引き金となる習慣を改めることなく、がん細胞をつくってしまったのなら、責任は自分にあります。

これが、「がんは生活習慣病ですよ」という意味です。

がん細胞はけっこう個性的

がん化する原因は他にもいろいろあります。紫外線や食べ物で遺伝子が傷つくこともあります。ウイルスの侵入で遺伝子異常が起こることもあれば、老化による劣化でコピーミスが起こり、遺伝子異常となる場合もあるし、親からの遺伝が関係している場合もあります。

乳がんでは、ＢＲＣＡ１というがん遺伝子があって、それが生殖細胞の中にあるので遺伝します。アンジェリーナ・ジョリーが乳房を取ってしまったという報道がかつてありましたが、親からこの「がん遺伝子」が遺伝していることがわかったからでした。

若い年齢でがんになる人がいます。早く発症するがんは、親からの遺伝の要素があるのではないかと思います。若い人のがんは進行が速いといわれますが、若くして発症するがんは、たちが悪いことが多いのです。悪性のがんなので、進行が速く感じるのです。

悪性度の高いがんは、転移しやすいがんです。ポンポーンと飛んでいく。がんの進行度というのは、一つは深さです。もう一つはリンパ節転移とか、血行性転移とかでの転移の広さです。転移があればあるほど進行度が高くなるし、深ければ深いほど、転移がなくても進行度が進むのです。

初期のがんというのは、表面だけです。ステージ1のがんは小さいし、見えにくい。胃がんなどでも、胃の粘膜の変化がすごく少ないので、見落としやすい。染色したり、色素内視鏡検査で色調を変えて見えやすくする工夫はされていますが、やっぱり見えにくい。進行すると明らかにわかりますが、小さいうちは見えにくいし、わかりません。

がん細胞ができて、それが発見されるくらいの大きさに育つには、年数がかかります。検査でわかるのは、1センチほどに育ってからです。そこまでになるのに、7年から9年くらいかかるといわれています。たった1個だった細胞は、すでに10億個くらいに増えています。

このくらいでは、自覚症状は出ません。1センチほどになったがんが見つかれば、「早期がんです」といわれます。医師は「10年近くあなたが育てたんです。そういう環境をつくってしまったのは、あなたの自己責任ですよ」と口にしてはいいませんが、やはり自己責任でしょう。自分の免疫を活性化して治す段階をスルーしてしまったのです。

ですから、がんだということがわかったら、「ひぇー、どうして、よりによってこの私に?」と驚愕するのではなく、まずは「がんは治せる」と安心して落ち着き、「これまで、自分のやるべきことをやってこなかったのだ。これからはどうすればいいのかな」と冷静に考えるべきなのです。それで治療後の免疫状態が変わってくるのですから。

毎日5000個のがん細胞が生まれているという話があるように、細胞の異常は毎日起きています。ただ、遺伝子異常があって、がん細胞ができても、免疫がちゃんと認識すればそれを排除してくれます。

この正常な防御作用があるから、毎日がん細胞が生まれても問題はないのです。その免疫がちゃんとしているかどうかが、がんになるかどうかの境目です。

再発はステージ1からもありえますが、ステージが2、3と進めば進むほど再発は多くなります。免疫力がもともと弱い人はやはり再発しやすいですし、免疫が正常な人でもがんが大きくなればなるほど、がん細胞がいろんな免疫誘導を邪魔するような物質を出して免疫が弱くなるように働きかけますので再発しやすくなります。手術後の再発を防いでくれるのも免疫の働きです。だから、手術で終わりではなく、やはり免疫を高めて再発しにくい状態を維持することが必要になります。

リンパ節転移

私は消化器専門の外科医だったのですが、末期がんの免疫治療を行うようになってから、すべての臓器のがんを見るようになりました。がんを免疫でやっつけようとすると、免疫はがん種を選びませんから、自然とそうなるのです。

いろいろなところにがんはできますが、結局原理はいっしょで、免疫をちゃんと活性化させれば治ります。

がんは、脳でも内臓でも骨でも血液でも、それこそあらゆるところにできますが、そのなかでできにくいのが心臓と小腸です。いずれも細胞分裂が速いところです。心臓は動いているせいかもしれませんが、とにかくできにくい。そして元気です。

心臓外科の医師は「取り出して置いといたらピクピクはねる」といっています。あの元気パワーをほかの細胞に入れることができれば、とつくづく思います。「ミトコンドリアが強いんだろうな、その差があいうところに出ているんだろうな」と思います。ミトコンドリアについては、章をあらためて述べたいと思います。

がんになったときの心配の一つは転移です。

「リンパ節に転移した」という話を聞いたことがあると思います。がんはリンパ管を通って移動するので、リンパ節には転移しやすいのです。もう一つのルートは血管です。血液の中に入って血中をめぐります。そして、よく行くのが肺と肝臓です。臓器によって、生着しやすいところがあるのです。前立腺がんですと、骨への転移が多く見られます。

リンパ管は下水道みたいなもので、汚いものを処理しながらどんどん流していきます。そのとき、がんも含めて悪いものを食ってなくしてしまうのがリンパ球で、リンパ節は下水処理場のようなものです。

手術の際は、リンパ管はなかなか認識できないですが、転移したリンパ節は認識することができます。リンパ管とリンパ節はだいたい血管に沿って流れていると考えられています。

従って、転移したリンパ節を残すと予後が悪くなるという考えから、がんを栄養する血管をそれが分岐する大きな血管の根元で切除することでリンパ管もリンパ節もすべて切除できると考えられています。

この大きな血管の根元で血管を切るというのが手術の難易度を上げています。もし、転移したリンパ節も残してもいいのだという考えから、血管を根元ではなく血管ががん病巣に入る直前で切ることができれば手術はもっと簡単になり、手術時間も短縮できます。

転移したリンパ節というのは、がん細胞がリンパ節に侵入したところを、リンパ球ががん細胞を認識して、ガーッと集まってきて退治しようとしている戦場みたいな状態です。けれど、がん細胞はリンパ球を無力化する方法を知っているため、リンパ節に集まったリンパ球はがん細胞を攻撃したくてもできない状態で存在しています。だから、免疫のブレーキを外してくれるオプジーボが効きそうなのです。

現在、手術は転移したリンパ節をすべて取り除くことが長生きに繋がるとして、リンパ節の郭清は手術では最重要事項になっていますが、近い将来は、がんの主病巣のみを切除して転移したリンパ節はそのまま残して、術後にオプジーボを使うという治療が一般的になるかもしれません。

現在の手術はリンパ節を取ることに多くの時間を費やしていますので、そうなると手術時間も短縮できて術後の合併症も減少させることができると考えます。

しかし、がんがさらに進行した状態では、リンパ球はミトコンドリア機能不全のためリンパ球自体がへたりきっていますので、オプジーボは効きません。この場合には、オプジーボの他に、ミトコンドリア活性化機能を有する水素ガスなどを併用するといいかと思います。

「いい顔をしたがん」ってなに？ 「予後のいいがん」もあるし 「予後の悪いがん」もある。

いい顔はどんな顔

医師は「いい顔をしているがんだ」とか「悪い顔のがんだ」とか、がんを擬人化した言い方をすることがあります。

外科的に悪いがんというのは、周りの組織にべちゃっとはりついて、（がんを周りの組織から剥がすことを「剥離する」といいますが、）剥離できないものです。剥がそうとすると、血がビーッと出るようながんです。専門的にいえば、周りの組織に浸潤性に広がっているがんです。

外科的に「いい顔のがん」は、手でピッピッと簡単に剥がれてくるようなもので、「ああ、たちがいいな」と思います。はりついて剥がせないような「顔の悪いがん」は、色も悪く、紫色みたいな色をしていたりします。

すっと取れれば、がん細胞を取り残す可能性も少ないし、「けっこう、いい顔していたから大丈夫だよ」なんて言葉が、医師から聞かれることもあります。

予後のいいがん、悪いがん

がんにはもう一つ、予後の問題があります。

予後のいいがんと悪いがん。

前立腺がんとか甲状腺がんなどは予後のいいがんで、亡くなった方の解剖をすると、気づいていないままに甲状腺がんがあることが、わりとしばしばみられます。

予後の悪い代表は膵臓がんです。膵臓がんの5年生存率は9パーセント。生存率の高いがんとしては甲状腺がん、乳がん、前立腺がんがあり、いずれも90パーセントを超えています。

ついで胃がん、大腸がん、ぼうこうがんが70パーセント台です。ちなみに肺がんは40パーセント台、肝臓がんは30パーセント台です。

膵臓がんに次いで予後の悪いのは胆管がんでしょう。胆管というのは胆汁を流す管です。肝臓で胆汁がつくられ、胆管を流れてきますが、途中に胆嚢があって、十二指腸に流れこんでいきます。

胆嚢は胆石でよく取りますが、取ってしまっても問題は起こりません。胆嚢は胆汁を溜めておいて、脂肪性のものを食べたときにピュッと出して消化をよくします。若いときは脂っこいものをガーッと食べますから、そんなときには必要かもしれませんが、取ってしまっても全然だいじょうぶなのです。

その胆管にできたがんは、発見が遅くなる傾向もあって、なかなか厄介です。転移も肝臓や肺に飛びます。

膵臓がんは、このごろ増えてきています。50代60代の人に多く、予後がたいへんに悪いがんなので、「なんとかして助けたい」と思っているのですが、症状が出にくく発見が遅くなりがちで、難しさがあります。

膵臓は血流が少なく、免疫が起こりにくいところです。そのためにリンパ球に認識されにくく、かなりうわーっと大きくなってしまってからわかる感じです。

症状としては黄疸が出ることが多いのですが、それが出たときにはもうだいたい進行がんになっています。膵臓の尻尾の方にがんができるときには、症状としては体重減少しかありません。体重の減少に気づいたときには、相当進行しているはずです。

血流が少ない膵臓にできたがんは、温熱療法で血流をよくしてあげると効果があると思います。ハイパーサーミアなんかで血流を増やしたら、免疫がちゃんと活性化されて、よい結果が出る可能性があると思います。

膵臓がん、胆管がんは、血流が少なく免疫が起こりにくいため、抗がん剤も放射線治療も効きにくく、手術成績も悪いため、いわゆる難治がんといわれています。従って、がん難民になる方が多く、ネットで探してこの病院にやってくる人が多いのです。ちなみに、抗がん剤が効く唯一のがんが白血病です。これは血液のがんで、抗がん剤を大量に投与して、がん化した細胞を全部死滅させて復活させます。

なんとかせい！　なんとか！

この病院では、ステージ4の患者さんを何十人とかかえて、「いまの段階では、これが最高だ」と私が考える治療で対応しています。私が基本としている治療法は、ハイパーサーミアによる温熱療法、水素ガス吸入療法、オプジーボ、低用量の抗がん剤の4つです。

この療法を行うと、ほとんどの方がいい反応をして、腫瘍マーカーが下がったり、がんが小さくなったりします。またそのいい状態を1年、2年と維持して共存状態に持ち込んでいます。がんが消えてしまう人もいます。そういう方は「奇跡が起こった」とほんとうに喜んでいます。家族の方々の笑顔を見れば、私たちもまた嬉しくて、苦労も消し飛んでしまいます。

ところが、ほとんど効果がない人が2、3割出てくるのです。免疫状態を調べてみてある種のへたったT細胞が増えてくるとどんな治療をしても効果がなくなる可能性があることに気づきました。そのT細胞は、PD－1の他にTim－3という免疫チェックポイント分子も同時に発現していることがわかりました。

免疫のブレーキには、本庶佑先生が発見されたPD－1の他に、Tim－3というブレーキも存在していて、これが発現してくると、リンパ球はさらにへたった状態になり元の元気な状態に戻れなくなります。

このT細胞が最初から高い人は、治療に反応せず、亡くなるのも早いことがわかってきました。今、これを何とか下げる方法を試行錯誤で探しているところです。

胃がんの専門の医師の話を聞く機会が、ついこの間ありました。

「早期がんの治療をする人がどんどん増えているのに、死亡率が減らない。内視鏡治療も進歩して、もう手術をしなくても治せる人が増えているのに、胃がんの死亡率が減らない。何か理由があるのだろうけれど、どうもわからない」と。

このように臨床の世界には、もうちょっと検証しないといけない問題があちこちにあるのです。こういう「わからない」が、まだまだあるのです。

少年野球のコーチが、バッターボックスに立ったひ弱な少年に、「なんとかせいっ！

なんとかっ！」と声をかけているのを見かけることがあります。

少年は必死な顔で、なんとかランナーを返そうと、ベースにかぶって構え、デッドボールを狙ったりしますが、私たち臨床医も、つねに「なんとかせいっ！　なんとかっ！」の声をかけられているのです。

秩序なく増殖、不死……
がん細胞の持つ
5つのやっかいな特徴。

無目的に増える

この項ではがん細胞の特徴について、お伝えします。わかりやすくするために、がん細胞を悪童になぞらえて（擬人化して）、コミカルに説明します。

がん細胞の第1の特徴は、秩序なく旺盛に分裂増殖することです。がん細胞は、どこからも指示されずに、あてもなく、何になろうとするでもなく、いわば無目的にただ増えていく。

私たちの体はどのようにしてつくられてきたのか。

ある秩序が想定されていて、その秩序どおりに分裂増殖してきたので、こういう人間の形と能力を持っているのです。

秩序は、一個の細胞に、気の遠くなる長い進化の歴史のプロセスのなかで形成された

ＤＮＡの塩基の配列としてあらかじめあります。指示はそこから送られてきます。いつどこでタンパク質をつくるか。どれだけつくってどういう形態をとるか。どこで分裂をやめるか。体細胞はそれに従っています。

だから、私たちの体細胞は、みんな仲間です。がん細胞はそうではありません。仲間はずれ。しかも仲間はずれだということも知らない。

元気だけはあります。ただ、夢がない。メジャーリーガーになりたいとか、サッカー選手になるんだとか、ケーキ屋さんになるとか、生きていく指針がないのです。

不死である

第２の特徴は、死なないということです。不死です。ふつうの細胞は一定の回数、分裂すると、そこで寿命を迎えます。ところが、がん細胞は、いくらでも増える。増えて増えて増えつづける。

アポトーシスという「細胞の自殺」の仕組みがあります。修復不可能な損傷を受けたり、病原体に感染すると、アポトーシスが発動して、縮んでいき、最後にはバラバラになります。

がん細胞は、そういう細胞の社会常識も無視、無頓着。何億何十億とどんどん大きな塊になります。これが不死です。

私たち人間も、自分の親、またその親と、進化の長い長い歴史を遡っていくと、不死の時代にたどり着きます。私たちはかつて不死だった時代があるのです。

今は、しっかりした核膜で守られた核というものを細胞内にもっています。それを真核生物と呼んでいて、その核の中にミトコンドリアがあります。このときから、私たちは死を予定された存在となりました。

ミトコンドリアという別生物を細胞内に取り込むことによって、エネルギーを産生するシステムが変わりました。きっかけは地球環境の変化。それまでなかった毒物の酸素が激増したからです。

ミトコンドリアは、酸素を使って脂質を効率よくエネルギーに変換します。このときから、新しい環境で生きられるようになるとともに、「酸化」という「死」を必然的に招く現象にさらされるようになったのです。

それ以前は、独立した核を守るものがない細胞の姿でした。これを原核生物といって、ちぎれては増えていく、不死の存在でした。しかしどこまで行っても同じ形です。今も生きているものがあります。バクテリアがそうです。

エネルギーは、酸素と脂質を使うミトコンドリアの他に、酸素を使わない解糖系というシステムで産生されており、解糖系は糖質を原料としています。がん細胞は、エネルギーを解糖系でしか獲得できません。がん研究の歴史の中で、この「がん細胞が解糖系しか使わないのはなぜか」という謎が、研究者をずっと悩ませ続けてきました。

不死で、解糖系。そりゃ、現代人だと思っていたら、じつは原始人だったということじゃないのか？　がん細胞は、何十億年という進化の歴史を一気にジャンプして、生命の歴史の初期にまで戻ったのか？

これって、すごいのか？　えらいのか？　馬鹿なのか？

塊の中に栄養を送りこむ血管をつくる

3番目の特徴は、塊の中に存在する血管です。

元気だけはあって、無目的に増えて、機能的な美しい人体を形成することもなく、ただ闇雲に大きな塊となる。これががんです。

かわいそうだけれど、頭が悪い。

しかし、必ずしもそうともいえなくて、がん細胞は血管をつくるのです。それで塊の内部に栄養を送るのです。元気のいい無法者同士がゴツンゴツン押し合いへし合い寄り集まって、暑苦しくてしょうがない。そもそも真ん中にいるものたちは息ができない。

「そうか、そんなに苦しいのか」

真ん中にいるものたちを、なんとか助けようというのが、血管の造成工事です。

ところが、この工事は専門知識のある者の仕事ではなく、やっつけの無法者仕様なので、もろいのです。ハイパーサーミアのような温熱療法で温めると、正常の血管は温度が上がると拡張して血流を増やすことで温度を下げることができますが、がん細胞が造成した血管は伸縮ができないのです。

このため、がんの塊の中の温度が異常に上昇し42度以上に達すると、がん細胞のみが死んでいきます。かくしてがんは小さくなる。

浸潤の能力がある

第4に、がんはじっとしていられません。じっとしているものは、「おとなしいな」といわれ、「そのままずっとおとなしくしていてくれよ」と期待されます。

しかし、じっとしていられない。

授業中なのに一人席を立つと、教室から出て行ってしまう。なぜそれができるのか。

私たちのふつうの細胞は、形体を定常的に保つために、隣り合うもの同士が、接着因子で結合しています。がんは、その結合を破壊して自由気ままに動き回れるのです。

「マイペースだぜ」

それで、ふっと、椅子を蹴り倒して立ち上がり歩き出す。学校を出ると、隣家の板塀を破壊し、家屋の腰板を蹴破って侵入します。「俺は行きたいところにいく。じゃまなものはぶっ壊す」といわんばかりに。

正常な上皮細胞から脱落したがん細胞は、酵素を出して上皮の粘膜層を破り、基底膜を突き抜け、間質を踏み越えます。するとそこに血管がある。血管内皮細胞にくっつくと、〝ドス〟を抜く。突き抜けるための酵素です。

離れた臓器に転移する

「ああ、自由だぜ。旅はいいなあ。どれ、ここらで降りてみるか」

再び血管を破って、そこにある臓器に生着します。これが他の細胞にはない、がん細胞の5番目の能力。転移です。

たどり着いた知らない街角のコンビニの前にしゃがみこんで、同じ顔をした仲間がどんどん増えていく。不気味だし、近所迷惑。営業妨害でもある。それ以来、町の空気はすっかり変わってしまいます。

こうして、がん細胞は気ままに転移増殖していくのです。

がんと対話してみる

自身の体内に発生したがん細胞は妙な言い方ですが、我が子のようなものかもしれません。

親である以上、我が子には責任を持たなくてはならない。10年、20年放置していた自分たちが悪いのだけれど、その挙句にこんな姿になって、今、自分や周囲を困らせている。

さあ、どうしますか?

「こんなやつは生きていたってしょうがないから、どうか捕まえて死刑にしてください」

ビートたけしのお母さんのようなことをいいますか?

「これが正解」という答えなんて、ないのでしょう。

難しい問題です。

笑い飛ばせるといいのだけれど。なぜって、笑いが免疫を上げることは論証されていますし。

しかし。何かしら、自分なりの答えを出さなければならない。

なかなかたいへんです。

こういう見方もあるかもしれません。家族心理学という学問があります。家族とその構成員との関係について考察しています。

家族というものは、全体で一つである。個々の家族は、そのある部分を引き受けてその家庭というものを構成する。不思議なことに、善良な家庭に一人だけ不良というか、ワルというか、まったく異質な人間が育ちます。それはなぜなのかというのが、家族心理学の一つのテーマとなっています。

人間というものは、善も悪も含めて人間です。どっちかしかない人間がいないように、家庭も善の部分、悪の部分を必ず内部に持っている。その善なり悪なりを、各自が引き受けることで、一つの家族を形づくる。みんなが善の部分、悪の部分を、それぞれほどよく引き受けてくれるなら、問題は起こらないでしょう。

「あの家って。ほんとにみんな仲がいいよね」

そんなふうにいわれるお宅があります。

その一方で、なんとなく装った感じ、社会的なたてまえの強い感じのする家庭がありま す。そういう家庭に、とんでもない反逆児が一人、ぽこっと出てくるらしい。

みんなが善のカードを取ってしまったら、残っているのは悪のカードだけ。しかたなく、それを拾う子どもがあるという話で、どこか「がん」の発生と似ていませんか。

「がんちゃん」は引き受けてくれている子なのかもしれません。

何を引き受けてくれたのか。

取り去ることのできない強烈なストレスとか、どうにもならない苦しみとか、手に負えない憎しみとか、限界を超える肉体的疲労とか、遺伝子に変異を起こすような負の圧力。それを引き受けてくれたのかもしれない。

そういう子を更生させるのは、ほかの家族の義務です。自らを省みて、あらためて「がんちゃん」に愛情を振り向けなくてはならないでしょう。

敵じゃなかったのです。

そんな見方だってありうると思います。

かくいう私も「がんちゃん」の一人なのかもしれない。

私の実家はずっと医者の家系で、江戸時代は平戸藩の御典医でした。それがどういうわけか、壱岐の島に島流しになって、そこでも医者を始めたのです。私はその6代目です。でも私は小説が好きで、大学は九大の文学部に入りました。代々医者の家系の中では許されざる異端児です。医者になれという圧力がいろいろありました。それで思うところもあり、宮崎大学の医学部に入り直したわけで、帰って来た放蕩息子「がんちゃん」みたいなものです。

私が、ステージ4のがんを治すことに専念するようになったのも、まあ、宿命みたいなものかもしれません。

問題は際限もない分裂。抗がん剤から見たがん細胞の顔。

がんのメカニズムをじゃまする

がんと闘っているのは、まずはがん患者です。そしてそれに協力し、励ましているのが家族、友人。それと治療の専門家である医師などの病院関係者でしょう。まだいます。本庶先生のような研究者が、世界中におります。彼らは発見を競っている。競っているのはそればかりではなく、薬の研究、開発者もそうでしょう。

人類ががんという病いを意識し、医学が確立されて以来、この闘いは熾烈につづけられています。熱意を尽くし、英知を尽くし、体力を尽くし、財力も尽くして、今も明日も果てしなく闘いはつづくでしょう。

がんになったということも、がんの治療に励んでいるということも、その流れの中に、自分の位置を定められたということなのです。その流れは、人類の営々としたいとなみの流れです。そういう意味で、私たちはどんなに孤独を感じていても、孤立してはおりません。

ここで、その一つの流れである抗がん剤を概観してみたいと思います。がん細胞が分裂するシステムが、抗がん剤の視点から見えてくるでしょう。

現在、数百種類あるといわれている抗がん剤は、どのようにして開発されるのか。はじまりは毒ガスだったということはすでにお話ししました。

この毒ガスは、マスタードガスで、イペリットとも呼ばれる化学兵器です。毒ガスを浴びた重症患者の白血球が著しく減少していることが、軍の医師によって確認され、白血病やリンパ腫の治療に役立つことが示唆されました。

その後、扱いやすい形のナイトロジェン・マスタードが開発され、末期の悪性リンパ腫の患者に投与し、大きな治療効果をあげました。これが、抗がん剤の開発の曙です。

がんは、ふつうの細胞の場合の増殖遺伝子、がんになるときには、がん遺伝子と呼んでいますが、そこにスイッチが入って発症します。増殖を抑制してコントロールする遺伝子の不調とあいまって、増殖が止まらない変異した細胞となるものです。

抗がん剤はそのどこにはたらくのか。

一つの標的は、増殖、分裂です。分裂できなくしてしまえば、がん細胞の1個や2個あったって、１００個や１０００個あったって、どうってことはありません。

闘いというものは、将棋だろうと、野球だろうと、ボクシングだろうと、戦争だろうと、みな同じです。相手の嫌がることをする。相手の得意技が出せないように、じゃまをするのです。多くの抗がん剤も、同じ理屈でつくられています。

ＤＮＡの２本の鎖を狙う

分裂するときには、ＤＮＡは２本の鎖をほどいて自分自身をコピーします。一つのじゃまのやり方は、２本の鎖をつないでしまう方法です。鎖がほどけないのでコピーができず、分裂がストップします。

これは毒ガスから派生して進化した抗がん剤です。

偽物をあたえるというじゃまの仕方もあります。ＤＮＡやＲＮＡの材料とそっくりのものをがん細胞にあたえます。本物と間違えて、それを材料として取り込んでしまう。偽物ですから、はたらきが阻害され、ＤＮＡやＲＮＡの合成がストップします。

複製がつくれなければ、そこで分裂はストップです。これは、代謝拮抗剤と呼ばれている抗がん剤です。

細胞が分裂するときに、染色体を引き寄せる微細な細い管が細胞内にあります。これがはたらかないと、細胞分裂ははじまりません。この微細管の形成をじゃますするという抗がん剤もあります。

これは、植物の持つ毒、アルカロイドからつくられる抗がん剤です。

逆に、微細管の形成を促進させるじゃまもあります。もっとつくれ、もっとつくれとあおりたてて、使い物にならないものすごい管にしてしまう。これは、別のアルカロイドからつくられる抗がん剤です。

二重らせんの鎖を橋渡ししている塩基の間にはまり込んで、複製のじゃまをするという抗がん剤があります。これは、微生物がつくり出した化学物質、抗生物質による抗がん剤です。

これらは、物理的に分裂を困難にする作用で効果を上げるものです。

別の狙いによる抗がん剤

別のアプローチの抗がん剤には次のようなものがあります。

ホルモン剤。

免疫機能を強めてがん細胞を殺す、生物学的応答調整剤。

がん細胞に出現する分子だけに標的を定めた分子標的薬。

人工的につくり出した抗体を送り込んで、免疫細胞にそれを目印にして攻撃させる抗体製剤。

がん細胞は「増殖せよ」というシグナルを送り、それを受け取ったがん細胞が増殖をはじめるのですが、その信号をストップさせるシグナル阻害剤。

遺伝子のはたらきを変えるビタミンAとその誘導体。

がんの塊の中の血管を成長させない血管新生阻害剤。

信号伝達を乱して分裂させないプロテアソーム阻害剤。

これら以外に、開発中、臨床試験中の抗がん剤が次々と登場を待っています。

抗がん剤は、その強烈な副作用によって、嫌悪否定されることが多いのですが、要は使い方です。これらの抗がん剤が存在するということは、優れた先人の研究努力の結晶であって、使い方を工夫し活用しなければもったいない。

私は、ガイドラインを参考に抗がん剤を決め、抗がん剤の量は、暗中模索して見つけた免疫が復活する最適の量で治療しています。免疫が再び元気になれば、一度効かなくなった抗がん剤もまた効くようになることを数多く経験しています。

第4章

がんの気持ち

診察室から見た
がんをやっつける気持ちの強さ。
がんが喜ぶ心の弱さ。

楽天的な人は快復する

私の病院には、治りにくいがん、いわゆる難治がんと呼ばれるがんにかかった方が、ネットで私の病院にたどり着くケースが多いことはお話ししました。

私は、難しい患者さんがくればくるほど、なんとかして治してみせてあげたい、という気持ちが強くなります。危険な状態で来院したのを、小康状態にもって行けたときは、とりあえずホッとします。患者さんも安心して嬉しそうにしています。

まず、第一段階をクリアして、患者さんに感謝されると、私も嬉しくなります。ところが、中には、あまりそれを感じない人がいます。喜んでいいのに喜ばない。嬉しくないから、感謝の気持ちも表現されることはありません。

ここにある患者と医師との心の交流は、じつはどうでもいいことではありません。がんの回復に影響する大切なことなのです。交流がうまくいかないと、どうなるのか。がんがいくら小さくなっても、安心できない。不安です。ますます不安になる。

「また大きくなるんじゃないですか？　そのときはどうしましょう」

そこばかり考えてしまいます。

「よくなったところを考えましょう」

そういっても、悪い方向のことから考えが抜け出せないのです。体は、せっかくよくなろうとしているのに、心が、自分で自分の免疫を叩いているようなものです。

いい方向に循環していくか、悪い方向に循環していくか、それを決めているのが、いわゆる精神的な部分です。がんの回復には、精神的なものが2～3割は関係しているだろうと私は思っています。

検査で回復の推移を見ていますが、私は、いいことが起これば伝えます。よくないことはあまり伝えないようにしています。真実は伝えたほうがいいだろうと判断して正確に事実をお話しすると、途端に悪くなる人を数多く見てきました。だから、できるだけ、いい結果だけ伝えて、よい循環に導いていこうと思っています。治療中は、活力になることだけを伝えます。

人間の精神力というものは、けっこうパワフルで、ほんとうに自分で信じれば、病気をつくることもできますし、治すこともできるのではないかと思います。

同じ治療をしても、うつ傾向の人と、そうでない人との生存率は、明らかな差が出ています。精神力というものの差は大きいのです。免疫力は、喜びとか感謝の心と関係しているのを感じます。

がん宣告されたときの気持ち

私たち日本人と、キリスト教という信仰を持つ欧米人とでは、がんと向かい合う態度に違いがあるように思います。

欧米人は、「旅だち」とか、「天に召される」という言葉をよく使いますが、その意識は、死を悪いこととは捉えていないようにも思えます。

クリスチャンの遺族は、「夫は、幸せに天に召されました」と一種の明るさを感じさせる挨拶をしています。

がん宣告を受けたときに、キリスト教の人々は、神から与えられた運命という割り切りがあるかもしれない。そう思うことがあります。

ドストエフスキーは、19世紀のしかもロシアという国、ロシア正教の人ですが、病床で死期を悟ると、妻に「今日、明日のうちに死ぬ」と告げ、神父を呼んでもらい、聖書の大好きな一節を読んでもらっています。奥さんのマリアの手記によると、しっかりした意識を最後までもって、ある種の喜びの中で死んでいます。

日本人の意識では、その辺はどうなっているのか。

日本人にも、死ぬと裏山に魂が帰るという古い神道的な意識や、ご先祖様たちといっしょに、お盆には戻ってくるという、仏教と儒教がないまぜになったような意識や、仏壇に向かって手をあわせて、死者と話をするというような習慣が昔の日本にはありましたが、今はそういう意識は希薄になっているように感じます。現代の日本人は、現実こそが、すべてで、見えない世界に対する畏怖の念などを失って、唯物思想の権化と化しているようにも見えます。

そういう宗教意識の私たちが、がん宣告を受けると、少なくとも、運命だ、天に召されるというような思いはないでしょう。

「死んだら、終わり」「死にたくない」「何としても生きたい」

「もっともっと、おいしいものを、いつまでも食べたい」

そんな感じで、なんとかして生きようとします。だから、医師に対する期待は予想以上に大きいのです。日本人の医者好き、病院好きは、世界に冠たるものです。

余命宣告どおりに死ぬ人

「あと何か月」

余命宣告というものがあります。私はあまりしませんが、きかれたときには、一般的な話としてお話しします。

「治療法が何もなければ、末期の人は、やっぱり3か月くらいしかもちませんよ」

私がそれをしないのは、何の根拠もない話だということと、できるだけそういう話はしないほうがよいという考えだからです。

そんなことをいえば、落ち込むだけです。その宣告どおりに死んでしまう人がいるからです。ほんとうに、そのとおりに亡くなっていく。

「あなたは、来年の8月くらいまでしかもちませんよ」

そういうことをいうと、それまで元気にしていて、8月に、突然元気がなくなって、死んじゃったという人が、一人なんかではなく、けっこういるのです。

自分で決めてしまう。精神力で死んでいくのです。人の精神力はそれほど強いのです。自分の死でさえ決められる、そうだとすれば、人間がこころから決心すれば、病気を治すことなど容易いのかもしれません。

人間は非物質的な存在でもあるから物質だけ治療しても治らない。日本の残念な医療実態。

非物質的なものの治療

医師の行う治療というものは、細胞なり、遺伝子なり、酵素なり、リンパ球なり、分子なり、効果があると考えられる「物質」にはたらきかけることです。がん治療の場合は、その標的は、がん細胞と免疫細胞です。

ところが、重要な忘れられがちなものがあります。

「人間は、非物質的存在でもある」

これが忘れてはならないことです。人間の体は、物質だけでできているのではなく、こころとか、精神とか、霊魂とか、気とか、波動とかいわれている、非物質的なものとの合体でできているのです。

物質と非物質がどう合体しているのか、どうすればそれができるのか、それは私にはわかりません。物質が非物質的なものを裏付けていることを明らかにするのが、科学であるということはいえるかもしれませんが、その関係はよくわからない。

医師のやっている治療は、「物質」にはたらきかけているとして、それだけでは治療は完結しません。「非物質的なもの」の治療も同時進行させなくては、ほんとうの治癒はない。そこまではわかりますが、私にはその先がわかりません。

非物質的なものの正体は、私には未知なるものなのです。

すでに述べたように、医師と患者さんの信頼関係は、最大に重要視すべき非物質的なものと考えています。この非物質的なものも、どこかでがん治療に重要な免疫をコントロールしているのではないかと、私は考えています。

これからは、非物質的なものと免疫との関係も、重要な研究テーマになると思われます。

代替医療のクローズアップ

私が進めている統合医療は、標準医療に代替医療を取り込んだものです。ここでクローズアップされている代替医療が、免疫と関わっていると私は考えています。多くの代替医療は昔から民間で行われてきた治療法で、免疫を高める治療法です。この中に、非物質的なものに働きかける治療法があるのです。

欧米では「祈りが大事だ」という思想があります。ホメオパシーというような物質と非物質の境目に存在するような療法もあります。瞑想やヨガのようなメンタルな治療もあり、鍼灸といった東洋的な治療もあります。鍼灸は、アメリカでもヨーロッパでも保険診療になっています。

アメリカでもヨーロッパでも、こういった非物質的な治療も含めた統合医療に取り込んだ時点から、がん治療は効果が上がり、死亡率も罹患率も下がっているのです。何度も繰り返しますが、先進国で、頑として三大療法のみを盲信しているのは、残念ながら日本だけなのです。そして、死亡率が依然として上がりつづけているのも、日本だけ。とても残念です。

それでも変化は見えてきています。代替医療をするクリニック、統合医療をする病院があちこちに現れてきています。これを大きな流れにしたい。

私たちは、物質に対する医療と同時に、非物質的なものに対する医療も行います。それは、まさに人間全体を見る、いわゆる全人的医療であり、これからの医療はそれが主体にならなければなりませんし、そのほうがより医療効果は上がるのです。全人的医療では、患者さん自身もやることがあります。

患者さんにできることは、祈りであったり、精神状態を良好に保つための努力であったり、生活習慣の改善であったり、それはまさに免疫を上げるための非物質的な治療です。それには自分の精神状態をコントロールするということも重要になってきます。本来の治療は、こういう非物質的な治療なしには、完成することはありません。

私は、患者さんに数か月、数年と遡って、どんなことがあったかを尋ねます。思いつくままにエピソードを話してもらいます。がんは数年、十数年にわたって密かに増殖してきたものですから、どこかにきっかけとなる出来事が潜んでいることが多いからです。

だいたいの方は、大きなストレスに見舞われた時期があり、精神的ショックを受ける出来事を持っています。そこで免疫がドンと落ちて、がんがピュッと出てくるのだと想像しています。

では、患者さんのやるべきことは何か。

まずは、「がんになってしまった」というストレスの真っ只中にいるわけですから、このストレスを解消することです。そのストレスの中には、「どうして、わたしががんにならなければならないのか」「なぜ、わたしなのか」という大きな疑問が含まれています。

私は人生に起こることはすべて意味があると信じています。ましてや、がんという病気にはきっと大きな意味が含まれているに違いないのです。

そう考えれば、悩んでいる暇はありません、この人生にあたえられた難題をクリアして、何かをそこから学ばなければならないのです。行動あるのみです。

次に非物質的なものとして重要になってくるのが、医師との信頼関係です。素直な心で医師と話し合うこと。素直とは素晴らしいことです。猜疑心は苦しみの元。信頼することは、穏やかになることです。

治ると信じられ、安心を手にするまで、医師と話をしましょう。どうしてもダメなら医師を替えましょう。

「いっしょに治療を進めていこう」という信頼関係ができたら、治療は半分成功したようなものです。

私は、いいと思うものを一つずつ試し、効果のある治療法を見つけてきました。患者さんも同じではないかと思います。いいと思うことを、なんでもしてみる。そして効果があったら、習慣とする。

鏡を見て笑う。深呼吸をする。そんなことから始めればいい。自分で考えることです。人に聞くようなことではありません。

医師も暗中模索、患者も暗中模索。その相乗効果による一つの結果が「治る」ということではないでしょうか。私たちは、けっこう難しいことに取り組んでいるのです。

ステージ4のがんを治す
心の強さって
人間のどこにあるのか。

子どものように

根性で、がんが治れば世話はありません。根性というのは、破格の頑張りですから、猛烈なストレスが隣にあります。がんを治す心の強さというものは、それとはちょっと違うかもしれません。

がんは置いておいて、心が強い人ってどんな人でしょうか。

がまん強い。

反発心が強い。

粘り強い。

野心が強い。

こういう男性的な強さと感じられる強さがあります。

しなやかさ。

あたたかさ。

情熱。

共感力。

こういうものに優れた強さもあります。こちらは女性の持ち味でしょうか。

強さのいちばん根っこ、核にあるものは何か？

夢。素晴らしい記憶。素晴らしい体験。

こういうものが支えているのかもしれないし、計画や、希望、好きだということ、教養の豊かさなどから生まれているのかもしれない。

もっと具体的に、よい母親、よい友、よい師がこころの中に住んでいるのかもしれない。

逆に、弱さって何か？

諦めてしまう。

ひとのせいにする。

すねる。

夢を捨てる。

こういうことかもしれない。

その結果、２種類の人がいることになるのかもしれません。

いつもにこやかな人。

いつもニガ虫の人。

またこんな区別もあるかもしれません。

人を笑わせ、悦ばせようとする人。

他人に無関心な人。

子どもらしい強さもあれば、老人ならではの強さもあるでしょう。

子どもには、明るさがある。活力がある。信じる力がある。

喜ぶ。

笑う。

好奇心の塊で、なんでも知りたがる、期待する、楽しみにする。

一方、老人は、平静でいることができます。

「大きな人だね」といわれる人がいます。残念ながら「小さいね」といわれてしまう人がいます。この「大きい」というのはなんでしょうか。

「強さ」というのとは違う概念です。みんながカッカカッカしているときに、穏やかにしている。笑っている。輪の外にいるのです。

その人の世界が、輪の外まで広々と広がっている。

「がんという輪」の外へ

病気になる、がんになる、ということは生半可なことではなく、衝撃を受けて当たり前です。非日常の世界です。「がんという輪」に、がっしりと取り込まれてしまう。気持ちが、この「輪の外」に出ることができれば、どんなに苦しさが和らぐでしょう。

医師は、治療法を考えるのが仕事ですが、自分のこころ、人間の精神の持ち方を研究するのが、がんを治すための、患者の仕事です。

ここからは、その人の個性の世界でしょう。私があれこれいうことはできません。でも、医師は、かならずその横にいます。伴走しています。

私は、今の仕事をするようになってから、ずいぶんと変わりました。がん治療に対する考え方も、自分の人生に対する考え方も。いずれも、患者さんに教えられてのことです。

自分を喜ばせ
人を喜ばせ
ついでに、がんも喜ばせる。

笑ったら血糖値が下がった

何で治療するのか?

それを考えた人がいます。がんをなくすことなのか? それがいいに決まっているけれど、そのこと一つにこだわりすぎるのは、果たしてどうなのか。

結局は、元気に生きるのが目的なんじゃないか。

がんが体中にあっても、元気で生活できれば、それでいいんじゃないか。

この方は、遺伝子工学の村上和雄さんのお弟子さんで、熊本に住んでいます。がんになったけれど、治してしまった。その経験からこんなふうにいっています。

「がんも愛さなくてはいけない。自分の身内だと思って愛することが必要だ。敵とみなすのではなく、愛する精神が大切だ」

こういうふうに思えれば、心の傾斜は、楽天的なほうに、陽気なほうに向かっていくことができます。それが大切なことなんだろうなと思います。

村上和雄先生もそういう楽しい方です。

「笑うということには、病気を治すパワーがあるにちがいない」

村上先生は、そう考えて、ある実験をしました。

糖尿病の患者を集めて、笑わせて、血糖値の変化を見るという実験です。そのために吉本興業にはたらきかけ、大きなホールを用意しました。ステージで演じるのは、B＆Bの島田洋七・洋八。

当日は、一般からも多くの人が集まり、千人規模のお客さんの中に、糖尿の患者さんが交じっています。実験は2段階の構成となっていて、はじめに糖尿病についての真面目な役に立つ講演があります。これを聞くのは25人の糖尿病患者。別の会場です。講演の前後に数値を測る。

そして翌日、大会場で漫才が始まる。会場は湧きに湧いて、大爆笑に次ぐ大爆笑。終わったらすぐに数値を測ります。

すると、明らかに有意な数値の変化が、もちろん望ましい変化が確認されました。笑うことで、病気を改善することができると示唆されたのです。

かつて、アメリカのジャーナリストであるノーマン・カズンズ氏が、膠原病になり、医師から「全快のチャンスは500分の1と宣告されます。彼のかかった膠原病はまだ原因も対処法もわかっていなかったのです。

彼は、考えに考えて、「よし、笑って治してやろう」と決意しました。薬もやめて、ビタミンCの服用だけをつづけました。

病室にありとあらゆる滑稽な本を山のように積み上げて、来る日も来る日も、コミカルな本を読んで笑いつづけました。

そして、どうなったか。治ってしまった。のちにその体験を臨床医学の専門誌に発表し、「難病を笑い飛ばした男」として有名になりました。

笑うと免疫が上がるのです。笑いによって、がんを攻撃するNK細胞が活性化することも知られています。確かに「ある」のです。私は、笑いは、免疫を上げて治療の下支えになるし、予防にもなると思っていますが、ただ、その力はがん治療には使えないくらいの弱い力で、がんを「笑うだけで治そう」なんて考えないほうがよいでしょう。

アイラブミー

村上先生は、もともと農芸化学を専攻していましたが、米国留学後、遺伝子研究に取り組み、世界で最初に、高血圧の昇圧酵素レニンの全遺伝子情報解読に成功しました。イネの遺伝子情報も解読しています。これも世界初。

村上先生といえば、「サムシング・グレイト」という言葉で知られています。遺伝子暗号の解読を仕事としていると、人類の開発したその技術の凄さに感嘆します。しかし、それよりもっと凄いことがある。

それは遺伝子暗号という生きるための素晴らしいシステムです。なんでこんなすごいものがあるんだろう。それが自然なのか、神なのか、わからないけれど、遺伝子暗号を書き込んだ何者かがいるということです。

私たちは、生まれてきて、当たり前のこととして育ってきましたが、その生命の形は自分で設計したものではありません。

どうすればこんなすごい設計ができるのかもわからない。しかし、生まれてしまえば、当たり前のこととして、生きていきます。

人間には、自分を生かしている、人間を人間にしている暗号を書けません。それを書いた、目に見えない本当に偉大なものがある。

それを村上先生は、「サムシング・グレイト」と呼んでいます。これが、村上先生の「生命愛」のいちばん元にあるものです。

この考え方は、外国に行って話してもよく理解されるそうです。ただキリスト教圏では、「サムシング・グレイトではなくて、サムシング・グレイテストでしょう」といわれるそうです。

一神教と、死ぬと神になり、岩にも木にも滝にも稲にも神が宿るという、日本人の感覚の違いです。

2000年に、人類が、ヒトゲノムの解読に完成した結果、奇妙なことがわかりました。なんの働きをしているかがわかったのは、ほんの3パーセントで、残りの97パーセントは、さっぱりわからないのです。

DNA上に書かれた30億に及ぶ文字列のうち、タンパク質をつくる指令を出している部分だけを指して遺伝子と呼んでいるに過ぎないのです。

わからない97パーセントを「ジャンク」などといってガラクタ扱いしていますが、そんなはずはない。ここに過去の歴史のすべて、未来の可能性のすべてがあるにちがいありません。

ただ、現在は使っていない。眠ったままなのです。ほんの数パーセントだけが働いて、私たちは生きているのです。

この隠れている力、潜在能力を掘り起こそうじゃないか、というのが、村上先生の考えです。基本には、「外部からの刺激で、遺伝子をコントロールできる」という考えがあります。その刺激によって、スイッチがオンになったり、オフになったりするという見方です。

人間の精神力は、もしかしたら、がんを正常な細胞に復元するスイッチを、オンにすることができるのではないか。村上先生はそう考えていますが、お弟子さんも、思考力で遺伝子の発現を変えることができるという仮説を立てたのでしょうか。

考え方次第で、がん細胞が正常な細胞に戻ることがある。がんを敵視せず、愛することが大事だ、そういう考えのもとに治療に臨んで、よい結果を手に入れたというわけです。

「自分のことを嫌いな人」は、がんになりやすい。そういうことをいっている人がいます。自分を好きにならなくては、という話です。

「アイラブミー」という言葉があるそうです。

自分中心で、自己愛が強い人がいます。知性に欠けて、ちょっと動物的。わがまま。はた迷惑。一見この言葉は、こういう人のことをいっているようにも聞こえますが、そうではないでしょう。

「アイラブミー」

自分をいたわることを知っている。自分の欠点、至らないところを自分で責めない。よいところを見る習慣がある。

自分で自分を育てる人でしょう。どんなふうに育っていくのかのイメージがあり、「美しく」「明るく」育っていくことを確信している。

そういう「アイラブミー」であれば、免疫も上がるでしょう。頭の隅に置いておきたい言葉です。

闘病する自分に
がんから離れたもう一人の自分が
パワーを送り込む。

抗がん剤と闘う元気がほしい

がんになり、それを治そうとするとき、きっと行き着く考えがあります。

自分の心にあるにちがいない「最終的な強さ」は、どこから発しているのだろうか？

人間の健康な心の「最終的な強さ」は、どこに宿っているのだろうか？

闘病していると、心の強さが何よりもほしいのです。

なかにし礼さんは、若い時代に作詞家として活躍し、のちに小説家としての人生を歩んできた人です。人生後半に入り、食道がんにかかりました。陽子線で治しましたが、再発しました。陽子線は同じところに二度は使えません。手術。そして抗がん剤治療。心臓に難を抱えていたために、闘病生活は苦闘の連続でした。

その闘病の体験を『闘う力——再発がんに克《か》つ』という本に記しています。

なかにしさんもまた、「心の最終的な強さ」はどこにあるのか、どうすればそれが手に入るのか、という疑問を自らに問い、答えを出しました。

その答えは、なかにしさんならではのもので、誰にでも適用できるものではありませんが、その考え方には普遍的な何かがある、と私は思います。

抗がん剤治療のダメージを受け、全身げんなりした状態のときに、こう考えました。

自分はいま、がんに勝とうとしているのに、こんな状態で大丈夫なのか。

人が何らかの行動を起こすとき、「元気である」ということはもう絶対条件だ。

こんなヘロヘロになっていてはダメだ。

何とかしなくては。

どうすれば、元気を手に入れることができるのか。

今すぐに対策が必要だ。

そして、ひらめきました。

「病気と闘っている自分とは別に、もう一人の自分というものを作りだす。その自分が生み出した活力を自分自身に流し込むことで前向きになり、その結果、抗がん剤治療に耐えることができるのではないか」

がんという病気に取り込まれて、その「輪の中」で苦しむ。もがく。闘う。これが普通の闘病のあり方でしょう。病気の輪というものがあるのなら、その「輪の外」というものもあるのです。

なかにしさんは、そこに気づいたのでした。

連載小説が未来をつくり出した

なかにしさんには、依頼された連載小説がありましたが、がんの治療に専念するために断りました。それを思い出した。

「あれを書こう」

連載の予定をキャンセルした週刊誌の編集部に電話しました。あえてやるのだという決意でした。

「前に小説を書くと言ってその後中止した件、やっぱり書くことにしました。誌面の都合はつきますか？」

「大丈夫です！　いつでもお待ちしております！」

「途中で死ぬかもしれませんよ」

「それはそれで、何やら文学的でいいじゃありませんか」

そんなやりとりがあったそうです。

ワープロに向かいます。肉体は疲労困憊。そういう中で強引にキーボードを叩きます。ところが、書いていくと状況が変わってきます。いつの間にか、ものすごく快活になっているのです。疲れているはずなのに、元気を感じている感覚です。

これはいける！

そう思ったそうです。

抗がん剤の点滴を受けて、へとへとになっているのに、食事を終えて、消灯時間がくると、ウキウキしてくるのです。

「さあ、仕事をしよう！」という気分で、体が軽くなるのを感じるのです。

小説を書くということは、「小さなひらめきの連続」だそうです。その時間に浸っていると、「死と向き合う人間の姿」が消えて、そこから遥か遠いところで、自分の中の何かが活性化するのを感じるのです。

その遥か遠いところは、「見知らぬ未来」で、そこに生きている「もうひとりの自分」から、エネルギーを輸血されているような感覚です。

がん闘病の輪の外にいるもう一人の自分

なかにしさんは「小説」でしたが、誰にでもそれに相当するものがあるのではないか。

打ち込めるもの、健康だったときに打ち込んでいたもの。それを思い出す。

冗談でいうわけではありませんが、こんなとき「恋愛」が生まれたらどんなに力になることか。誰にでもできて、誰でも打ち込めるものといえば、やはり「恋愛」です。

佐野洋子さんの絵本『１００万回生きたねこ』ではありませんが、生きる力を与える究極にあるものは、「愛」だと思います。

なかにしさんにおける「小説」は、「創作愛」というもので、やはり「愛」。そういう「愛」を思い出すことができればと私は思います。

ほんとうに追い詰められたところで思い出すものが、何かあるはずです。

「パチンコ愛」ですか、それもいいのではないでしょうか。あれは純粋に楽しめれば、「禅」みたいなものかもしれませんから。ただ、こっそり病院を抜け出さなければならないのが難点ですが。

第5章

ミトコンドリアの力

がんを治す究極の活力源ミトコンドリアを元気にする生活の中の簡単な行動。

歩くのは健康によいという意味

がんすら治してしまう「最終的な身体的強さ」は、どこにあるのか？

免疫の作用するさらにその根元にある力強さは、どこに由来するのか？

がん治療にたずさわり、暗中模索していると、人間の不思議、生命の不思議に誘い込まれていきます。

健康によいといわれていることを、つきつめていくと、ミトコンドリアにつながっていきます。ミトコンドリアが大事だということは、かなり前からいわれてきたことですが、なんでそうなるのかという、具体的な話はこれまでほとんどありませんでした。

私は、がん治療の未来がここ、ミトコンドリアにあるのではないかと思い、いろいろ研究を進めています。今までで、わかっていることはいろいろあります。

どうすれば、ミトコンドリアの持つ力を上げることができるのか？

有酸素運動は、ミトコンドリアの力を上げます。筋トレではなくて、ちょっと汗をかく程度の運動です。心拍数が上がる程度の運動を20分から30分。それによってミトコンドリアは活性化します。

私も、それを実感したことがあります。今、忙しくなってできていませんが、マラソンをやっていました。初めは、5キロ、10キロでしたが、天草マラソンで初めて、フルマラソンを走りました。

熊本城マラソンには5回出場し、5時間くらいのタイムで走っていました。マラソンをしている期間には、体調がとてもよいと感じていたものです。

そもそもは、女房がジムに行くのにくっついて行って、やることもないので、ランニングマシンで遊んでいたところ、面白くなってしまったのです。きっかけはなんでもいいし、どんなところにもきっかけはあるものです。

当時は、週末だけ走っていましたが、走っていると、座禅をしているような感じで、いろいろな考えや雑念が浮かんでは消えていきます。とても無心にはなれませんが、こういう時間帯は必要だと思います。

その後、忙しくなって、いまの運動といえば、家から駅までの1キロあまりの距離を歩くこと、病院内を始終歩き回ることくらいです。

歩くことは大事だとよくいわれますが、免疫と筋肉は相関しています。歩くことによって筋肉を維持するのがポイントです。

人間の筋肉の中で、いちばん免疫力の強さを表しているのが、大腿四頭筋と呼ばれる太ももの筋肉です。ここが太い人は免疫が元気です。ここが細くなっていくと、免疫力が落ちていきます。

「歩け歩け」というのは、そういうことからいうのです。ここを太くして、筋力を高めると、免疫が上がるのです。ここにはミトコンドリアがいっぱいあるので、太ももが目安になるのです。

週に2回は牛肉の赤身肉を食べる

ファスティングというのは絶食療法ですが、これもミトコンドリアを活性化させます。空腹は人間にとっては一つの危機的な状況ですから、それに備えるためにミトコンドリアが活性化するのです。その逆で、食べ過ぎのような状況はミトコンドリアが安心してしまうのでよくないのかもしれません。

食べるなら、牛肉の赤身肉がミトコンドリアを活性化させるためには最高です。ミトコンドリアの酵素の一つであるコエンザイムQ10を含む食材は少ないのですが、牛肉の赤身肉に多く含まれているからです。牛肉の赤身肉以外には、イノシシ、シカなどのジビエにコエンザイムQ10が多く含まれています。

私は、つねづね「週2回くらいは、牛肉の赤身肉を食べなさい」と言っています。霜降りではだめです。ミトコンドリアの活性化酵素があるのは、赤身肉だけ。

長生きをしている人を見ると、肉が好きな人たちが多いという印象があります。ああいういつまでも元気ハツラツとした人たちは、ミトコンドリアが元気なのかもしれない。

今までは、ミトコンドリアを測定する方法がありませんでしたが、今、私はそれを見つけつつあります。実は、コエンザイムQ10の血中濃度を測定できるようになったのです。コエンザイムQ10の血中濃度はミトコンドリア機能を反映していることがわかってきました。

活性酸素を出すミトコンドリアの弱点をカバーする水素の絶妙なはたらき。

ミトコンドリアは水素を待っている

ミトコンドリアは大事です。

そして、ミトコンドリアの能力を最大限に発揮させるきっかけになるのが、水素です。

5年ほど前、医療器具メーカー、ヘリックスジャパンの代表が病院にやってきました。見慣れない器具を持っています。それは水素ガスを発生させる装置で「水素ガスはがんに有効ですよ」と営業トークらしき話をしていました。

私は半信半疑でした。

「とりあえず、1台置いておいて」といい、そのままにしていました。ある日、一人の患者さんがやってきました。そのときに、ふとその機械を思い出したのです。

乳がんが再発して、肝臓や骨にがんが飛び散って、抗がん剤も効かなくなった女性です。

今回は、首のリンパ節に転移して首の右側が大きく腫れていました。水素には有害性も副作用もありません。「ちょっと試してみるか」と吸ってもらったところ、転移した首のリンパ節のサイズが著明に小さくなり首の腫れがほとんどわからなくなり、症状も改善されたのです。

驚きました。

さらに驚いたことに、1か月後には職場復帰できるまでに回復したのでした。

この結果に驚嘆して、他の末期がんの患者にも、水素を併用しました。水素を吸った患者の8割から9割に、腫瘍が縮小するなどの反応が出てきます。

大学病院で、「もう治療法がありません」といわれた患者さんが、2年、3年と寿命を延ばしているのを見るのは大きな喜びです。これらの水素の力を証明する症例は、400ほどになっています。

私は、水素によって、ミトコンドリアが生き返ったと考えています。

ヒドロキシラジカルだけを狙い撃ち

バクテリアなどを除けば、今地球上に生きているすべての生物には、ミトコンドリアがあります。人間にも、ダンゴムシにも、植物にもミトコンドリアがあります。進化を遡っていくと、動物と植物が枝分かれする地点にたどり着きますが、そのもっと前の段階で、ミトコンドリアが細胞内に共生する出来事が起こったのでした。私たちと植物は親戚関係です。美しいバラは姪っ子のようなものなのです。

ミトコンドリアは、細胞のエネルギー工場といわれています。われわれの活動の元になるエネルギーは、ミトコンドリアがせっせと作っていたのです。しかし、その素晴らしいことには、一つの大きな問題がありました。酸素を取り入れてATPというエネルギーに変換する過程で、活性酸素が発生することです。

活性酸素には、よい働きをする、なくてはならない善玉活性酸素と、悪い働きをする悪玉活性酸素があります。ヒドロキシラジカルという活性酸素は悪玉活性酸素で、もっとも酸化力が強く、がんや動脈硬化、認知症、老化の原因になるといわれています。

水素は、悪玉活性酸素であるヒドロキシラジカルだけを攻撃します。ヒドロキシラジカルはミトコンドリアDNAを攻撃して、ミトコンドリアの機能不全の原因となります。ヒドロキシラジカルを除去できれば、ミトコンドリアDNAが傷つくことが予防できて、ミトコンドリアが機能不全に陥ることを防ぐことができ、免疫を守ることができます。

オプジーボと水素がタッグを組むと

水素を用いたがん治療の報告は、世界でもまだ例を見ないものです。水素ガスの効果には、免疫学的機序が考えられるため、私は、がん患者の末梢血液中のリンパ球のうち、T細胞に対する水素ガスの影響について調べました。

Ｔ細胞には、がん細胞を攻撃するキラーT細胞と、それを抑える抑制性T細胞があります。いってみれば、闘志満々、元気いっぱいのものと、その元気なT細胞が行きすぎないようにするご意見番のようなT細胞です。抑制性T細胞には、オプジーボのターゲットとなるＰＤ－１という免疫チェックポイント分子が発現していますが、ミトコンドリア機能正常なサプレッサーT細胞とミトコンドリア機能不全に陥った疲弊T細胞があります。

ＰＤ－１はがん細胞に発現するＰＤＬ－１という分子と結合すると、ＰＧＣ－１α（ミトコンドリアを活性化するもの）を抑制してミトコンドリアの機能を抑制します。サプレッサーT細胞の場合はＰＤ－１とＰＤＬ－１が結合することで、ミトコンドリア機能は低下しますが、この結合が外れるとその機能はすぐに回復します。サプレッサーT細胞のミトコンドリア機能不全は一時的なものなのです。だから、サプレッサーT細胞にはオプジーボは効果的です。

しかし、疲弊T細胞の場合は、ミトコンドリア機能不全は恒常的なものとなっており、

ＰＤ－１とＰＤＬ－１の結合が外れてもミトコンドリア機能は回復しません。だから、疲弊Ｔ細胞にはオプジーボは効果ないのです。

疲弊Ｔ細胞のミトコンドリア機能障害は、長期間の持続的ながん抗原刺激やがん微小環境からのサイトカイン、ホルモン、プロテアーゼなどのさまざまな刺激、あるいは悪玉活性酸素（ヒドロキシラジカル）によるミトコンドリアＤＮＡ障害などから、引き起こされたものであり、単純にＰＤ－１／ＰＤＬ－１の結合を外してもミトコンドリア機能は回復しないのです。

疲弊Ｔ細胞を回復させるためには、ミトコンドリアを活性化する物質が必要になってきます。そこに水素ガスが効いてくるのです。水素ガスは、ＰＧＣ－１αを活性化して疲弊Ｔ細胞のミトコンドリア機能を回復させて、その結果ＰＤ－１の発現を減少させます。

がん患者の予後は、キラーＴ細胞とＰＤ－１を発現するＴ細胞（疲弊Ｔ細胞）とのバランスで決まります。サプレッサーＴ細胞は、がんなどの局所にしか存在しておらず、末梢血中に出現してくるＰＤ－１陽性のＴ細胞は、すべて疲弊Ｔ細胞です。どっちが多いかで、治り方が変わってくるのです。元気いっぱいのキラーＴ細胞ばかりであれば、がんなんかイチコロというわけです。

このように、ＰＤ－１という分子は、Ｔ細胞のミトコンドリア機能不全と相関しており、キラーT細胞が長期間のがん攻撃に疲れて恒常的なミトコンドリア機能不全に陥り、その結果エネルギー不足になると発現してきます（疲弊T細胞）。そして、この場合には、オプジーボが効かないのです。

ミトコンドリアを元気にすれば、すべてがうまく回っていくというわけです。

さて、私たちの調べた結果では、水素ガスを吸引した55名のがん患者の35名に、T細胞上のPD－1の減少が認められました。63・6パーセントにあたります。このことは、水素ガスによって、63・6パーセントの患者で疲弊T細胞のミトコンドリア機能が改善したことを示しており、これらの患者でオプジーボが効くようになったと考えることができます。

オプジーボも水素も、同じ標的に当たって闘っているのです。その両者がタッグを組めば、がん治療がうまくいくのは当然だったのです。私は、現在水素ガスを1日3時間吸ってもらって、治療効果を上げています。

アスリートに水素を

アスリートがわりと早死にするのは、筋肉が急速になくなるからかもしれません。筋肉量は元気を測る目安ですから。そのこと以上に、過激な運動は、活性酸素がそうとうに出ていますから、体が痛めつけられているという事情があるのでしょう。

プロのアスリートは、肉体を限界まで追いこんでいるもの同士が戦います。活性酸素で血管がそうとうにやられているでしょう。早死にの原因は、血管の病気が多いかもしれないと思います。

脳梗塞とか、心筋梗塞とか、脳溢血とか、激しい運動をした人は、こういう病気になりやすいのです。心臓とか頭に異変が起きて突然死します。

活性酸素が出すぎて、ミトコンドリアが傷ついている可能性があります。ミトコンドリアが機能不全に陥ると、エネルギー不足になって、いろいろな細胞が弱ってきます。それと同時に、活性酸素で血管がやられていきます。

血管は寿命にすごく関わっています。

水素はヒドロキシラジカルだけを消す力があります。不思議なことだけれど、他の3つの善玉活性酸素には働かないで、もっとも悪玉といわれるヒドロキシラジカルだけを消すのです。ですから、過激な運動に明け暮れるアスリートは、がん患者と同様に、水素ガスが必要なのかもしれません。

ミトコンドリアが活性化すれば
がんを治し
衰弱すれば未病になる。

ミトコンドリアの免疫機能コントロール

ここからお話しすることは、私の抱えている課題です。なんとしても、がんを治す原理が知りたいのです。これまでステージ4の患者さんたちを診てきましたが、どうしても私の治療にまったく反応しない患者が1〜2割ほどいます。

なぜなのか？　どうにもわからない。原理を知りたいという思いは、ここからも発しています。

現在まで100人以上の患者さんのミトコンドリアの測定に取り組んでいます。ほんとうは、健康な何千人という人のミトコンドリア機能を測定したいのです。それも10年くらいずっと経過を追って。

こういうミトコンドリア機能の人は、どういうふうになるのか？

どういう生活をたどっていくのか？

どういう疾患を発症するのか？

それが知りたいのです。たぶんミトコンドリア機能によって、４種類くらいに分けられるだろうと思っています。

相当金がかかります。本来は国の仕事でしょうが、国は、水素もミトコンドリアも承認していません。

ミトコンドリアが大事だという意味は、免疫に直結しているからです。

最近、『Nature』にミトコンドリアに関連する神経伝達経路の報告が出ましたが、ミトコンドリアの活性化の仕組みがそれによってよくわかります。ミトコンドリアのＤＮＡには、サーチュイン遺伝子という長寿遺伝子が含まれており、ファスティングや運動によって活性化されることがわかってきました。

ミトコンドリアの活性化は、このように運動によっても、ファスティングによっても実現します。これまで体によい、健康のためになるといわれているもののほとんどが、みんなこの神経伝達経路に入ってきますので、最終的にミトコンドリアにつながります。

がんがやっつけられないのは、ミトコンドリアの不調に原因がある可能性があります。

この項の冒頭で、治療にまったく反応しない患者が１～２割ほどいるというお話をしましたが、こういう患者さんは結局どんな手を使ってもミトコンドリアが回復しない人と定義することができるかもしれません。しかし、未知の方法を使えば、こういう方もミトコンドリアを再活性化できてがんを治すことができるようになるかもしれません。こういうことから、私は、免疫を高次でコントロールしているのは、じつはミトコンドリアではないかとも考えています。

免疫に関与していると報告されてきた、漢方、効果のあるサプリメント、腸内細菌が、じつはミトコンドリア機能の活性化を介して、免疫機能をコントロールしている。このことが判明しつつあります。

これらのことも、私の仮説を支持していると考えています。

未病の医学

究極の治療は、予防です。どうすれば効果的な予防ができるのか？

ここまで述べてきたようにミトコンドリアは、病気そして健康に深くかかわっています。

私が夢見ているのは、健康診断にミトコンドリアの測定を導入して、それで活性の程度を調べて、また、タイプも調べて、有効な予防的な措置をとるという構想です。これが可能になれば、がんもまた予防できるようになるでしょう。

いつの日か、それを実現したいし、きっと実現するときが来ると信じています。

東洋医学には、「未病」という言葉があります。2000年以上前の中国の書物『黄帝内経素問』の中に、「聖人は未病を治す」と書いてあります。

「未病」とは、病気には至らないものの、軽い症状がある状態です。

西洋医学的な未病には、糖尿病、高血圧、高脂血症などのような、自覚症状はないが、検査で異常が見られるものが相当するでしょう。検査の異常は、一般検査で異常があるもの、特殊検査で異常があるもの、遺伝子レベルで異常があるものに分けられます。

東洋医学的な未病は、自覚症状はあるが、検査をすると異常は出てこないものです。

「自覚症状はないが、検査で異常が見られ、放置すると重症化する」という未病に属する、高血圧、糖尿病、高脂血症は、その数値を下げる治療を行うことで、脳梗塞、心筋梗塞などの重大な病気を予防することができます。

しかし、高血圧、糖尿病、高脂血症などの根本原因は、いまだに解明されていません。これらの異常のさらに上流には、東洋医学でいう「未病」が隠れている可能性があります。

これこそが、現代医学ではまだ把握できない、本来の意味での「未病」ではないか。私はそう考えています。

その「未病」は、実はミトコンドリア機能の不全と深く関わっているのではないか。そして、ミトコンドリア機能を反映する、モニタリング可能な指標を、今、見つけつつあります。専門的になるので、細かいことは割愛しますが、末梢血液からミトコンドリア機能を簡便に測定する方法を見つけつつあるのです。

一つは、前述した、末梢血液中のコエンザイムQ10濃度です。もう一つは、末梢血液中のT細胞上のPD−1の発現です。

私は、ステージ4のがんの治療に専念し、なんとかして、もっとよい結果を生み出したいと念願しつづけてきました。手術好きの消化器外科医だった私が、ここまで来たのかという感慨がなきにしもあらずです。

著者略歴

1977年、九州大学文学部卒業後、宮崎医科大学医学部（現：宮崎大学医学部）に入り直し、1983年卒業。1989年熊本大学大学院医学研究科博士課程修了後、1992年から1995年までアメリカのNIH（National Institute of Health 国立衛生研究所）の、NCI（National Cancer Institute 米国国立癌研究所）に留学し、腫瘍免疫を学ぶ。帰国後、熊本大学医学部附属病院第二外科（現：消化器外科）勤務などを経て、2010年、玉名地域保健医療センター院長となる。2020年2月、くまもと免疫統合医療クリニックを開院する。

＊くまもと免疫統合医療クリニック
〒861-1114 熊本県合志市竹迫2249-2（アンビー熊本内）
TEL 096-277-1205
E-mail: j.akagi@kc-iimc.jp

日本がん治療認定医
消化器がん外科治療認定医
日本外科学会専門医・指導医
日本消化器外科学会専門医・指導医
日本消化器内視鏡学会専門医・指導医
日本消化器病学会専門医
日本乳癌学会認定医
日本統合医療学会認定医

日本統合医療学会理事・熊本県支部長
日本アロマセラピー学会評議員
理化学研究所客員研究員
国際水素医科学研究会理事長

ステージ4《フォー》のがんを治《なお》す！

二〇二〇年 三月 一〇日 第一刷発行

著者 赤木《あかぎ》純児《じゅんじ》

発行者 古屋信吾

発行所 株式会社さくら舎 http://www.sakurasha.com

東京都千代田区富士見一-二-一一 〒一〇二-〇〇七一

電話 営業 〇三-五二一一-六五三三 FAX 〇三-五二一一-六四八一

編集 〇三-五二一一-六四八〇 振替 〇〇一九〇-八-四〇二〇六〇

装丁 長久雅行

写真 稲村不二雄

本文組版 有限会社マーリンクレイン

印刷・製本 中央精版印刷株式会社

ISBN978-4-86581-238-1